table des matières

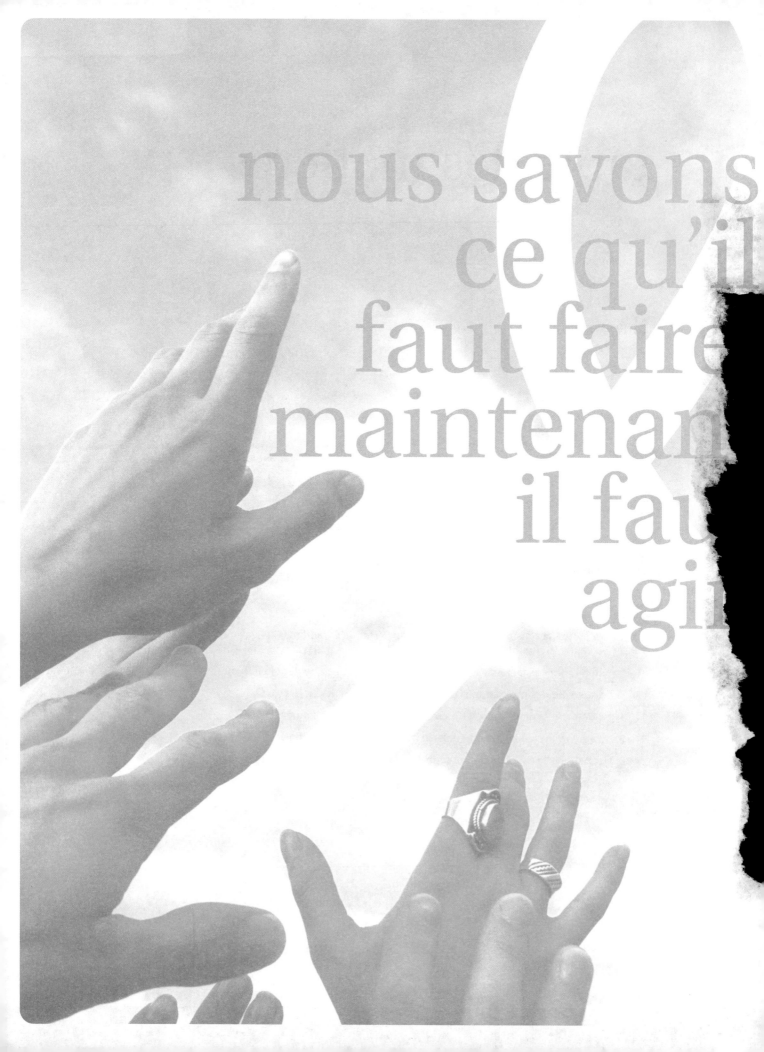

nous savons
ce qu'il
faut faire
maintenan
il fau
agi

UN APPEL À L'ACTION

Plus de vingt ans après le premier cas de sida diagnostiqué, le VIH est toujours parmi nous. En dépit des progrès réalisés en matière de prévention et de traitement, le VIH continue de causer de graves préjudices et de lourdes pertes. Ce virus, que plusieurs espéraient voir éradiqué dans les années 80, infecte et tue aujourd'hui des millions de personnes partout dans le monde. Devant les répercussions catastrophiques du VIH à l'échelle mondiale et le taux croissant d'infection au pays, nous sommes, ici au Canada, à un tournant décisif dans notre lutte contre le VIH.

Devons-nous nous résigner au fait que le VIH, une infection chronique débilitante qui continue de ruiner la vie et la santé des personnes atteintes, sera toujours présent parmi nous ou devons-nous redoubler d'efforts en vue de mettre fin aux ravages que cause cette maladie évitable ?

Nous avons choisi de renouveler nos efforts. Le document *Au premier plan : le Canada se mobilise contre le VIH/sida* constitue une nouvelle étape prometteuse dans notre lutte collective contre le VIH/sida. Il établit une ambitieuse approche coordonnée à l'échelle nationale dont le but est d'éradiquer non seulement le VIH mais aussi les problèmes sociaux et sanitaires sous-jacents qui contribuent à de nouvelles infections et qui ont un effet dévastateur sur les personnes atteintes.

Nous savons ce qu'il faut faire. Maintenant il faut agir.

Ensemble nous le pouvons - le leadership dans un monde touché par le sida,
Le Programme commun des Nations Unies sur le VIH/sida (ONUSIDA),
juin 2001

Cette réponse canadienne au VIH/sida est un appel à l'action.

Au cours des vingt dernières années, les communautés canadiennes ont mis au point une gamme de programmes et de services conçus pour sensibiliser le public, freiner la propagation du VIH, réduire la discrimination et prolonger la durée de vie des personnes séropositives. Des centaines de particuliers, d'organismes et d'agences gouvernementales d'un peu partout au pays, qui mènent une lutte acharnée contre le sida, des organismes communautaires et des personnes vivant avec le VIH/sida[1] aux médecins et autres professionnels de la santé, en passant par les unités de santé publique, les chercheurs, les défenseurs des droits de la personne, les groupes d'intervention, les services de réduction des préjudices, les programmes de toxicomanie, les établissements correctionnels, les organismes offrant un soutien aux détenus, les organismes qui travaillent auprès des jeunes de la rue, les commissions scolaires et les enseignants dans le domaine de la santé, les organismes qui œuvrent auprès des nouveaux immigrants, les organisations autochtones, les programmes de logement, les services sociaux, les programmes de soins palliatifs ainsi que les administrations municipales et les gouvernements fédéral et provinciaux, participent activement à la lutte contre le VIH. Pour certains d'entre eux, le VIH constitue une priorité. Pour d'autres, cette lutte fait partie de leurs activités quotidiennes.

Bien qu'il existe de nombreuses activités partout au pays, celles-ci ne sont pas toujours coordonnées. Ainsi, le présent document, fondé sur des consultations exhaustives auprès de nombreuses personnes partout au Canada, constitue un guide sur la façon dont nous travaillerons ensemble afin d'apporter une réponse efficace à l'épidémie. Il vise à encourager l'établissement de partenariats efficaces entre les administrations ainsi qu'au sein du système de soins de santé et au sein de secteurs autres que celui de la santé qui ont une incidence sur le VIH, notamment les services sociaux, le secteur de l'éducation, les services de logement et le système de justice. Il vise également à inciter la participation significative des personnes les plus atteintes par le VIH.

---

[1] Aux fins de ce rapport, les termes « personne vivant avec le VIH/sida » et « personne séropositive » seront utilisés de manière interchangeable pour représenter toutes les expériences des personnes qui sont séropositives pour le VIH, qui vivent avec le VIH/SIDA et qui en meurent.

En favorisant la stratégie, la mise en commun de nos efforts ainsi que le partage de nos connaissances, de nos compétences et de nos ressources, nous serons plus efficaces. En jouant ensemble un rôle de premier plan, nous pourrons accroître nos chances d'atteindre plus rapidement nos objectifs communs. Ensemble, nous pouvons éradiquer le virus du VIH.

COMMENT CE PLAN D'ACTION A ÉTÉ ÉLABORÉ

À l'instar de tous les programmes efficaces de lutte contre le VIH au Canada, ce plan d'action est le fruit d'une collaboration. Un grand nombre de personnes ont participé à l'élaboration des mesures décrites dans ces pages. Sous la direction d'un petit comité directeur et avec le soutien de Santé Canada, d'importantes consultations ont été menées en 2003 afin d'obtenir des commentaires sur une version préliminaire de ce document. Des organismes de services en VIH/sida, des cliniciens et d'autres professionnels de soins de la santé, des chercheurs, des organismes et des agences gouvernementales de tous les paliers ont pris part à des réunions. Des efforts particuliers ont été consacrés pour impliquer des personnes séropositives et des personnes à risque au VIH, notamment des gais, des personnes qui utilisent des drogues injectables, des autochtones, des jeunes, des femmes, des personnes provenant de régions où le VIH est endémique et des détenus. On a aussi effectué une enquête en ligne pour obtenir des commentaires sur la version préliminaire.

2000 : RÉUNION GRAY ROCKS
- Identification du besoin d'un plan incluant des objectifs mesurables

2002 : RÉUNION MONTRÉAL
- Mobilisation vis à vis le plan

2002 : RÉUNION STE-ADÈLE
- Développement de la première ébauche

2003-2004
- Consultations canadiennes

2005
- Révisions, publication

OBJECTIF DE CE PLAN

Ce plan ébauche la réponse du Canada au VIH/sida jusqu'en 2010.

Il décrit en détail quelle serait la réponse idéale du Canada à cette maladie qui en est à sa troisième décennie. Ce plan représente notre vision collective des besoins futurs et il motive tous ceux qui sont engagés dans la lutte contre le VIH à chercher de nouvelles et de meilleures façons d'y répondre. Il s'agit d'un document évolutif qui vise à inciter tout un chacun à passer à l'action sur tous les fronts afin d'en faire plus et de le faire mieux. Il nous invite à utiliser notre imagination et notre énergie créatrices pour enrayer l'épidémie.

Ce plan intègre les principes sur lesquels se fondent les initiatives VIH/sida à la grandeur du pays et s'appuie sur des stratégies qui ont connu du succès dans diverses parties du Canada et dans le monde. Il reflète les meilleurs aspects des pratiques, des expériences et des connaissances actuellement en place au Canada.

Au premier plan : le Canada se mobilise contre le VIH/sida répond aux appels de partout au Canada demandant une approche plus stratégique et coordonnée du VIH/sida au Canada. Il suscite une réflexion et une planification stratégiques et favorise un partage des responsabilités. Il nous permet d'accroître nos partenariats, de coordonner nos efforts et de faire un usage judicieux de nos connaissances, de nos aptitudes et de nos ressources collectives.

Le document *Au premier plan : le Canada se mobilise contre le VIH/sida* met les gouvernements et les organismes face aux défis suivants :

- prendre des décisions stratégiques relativement à l'utilisation de leurs ressources;

- cerner leurs priorités et actions (c.-à-d. que certains organismes peuvent avoir un rôle à jouer dans tous les aspects du plan d'action, que certains peuvent participer à seulement une activité, que certains peuvent choisir quelques priorités qui cadrent avec leur mandat et leurs ressources);

- établir leurs plans jusqu'en 2010 et la façon dont ils contribueront à atteindre les objectifs, les résultats visés, les buts et la vision pancanadiens;

- utiliser le Plan pour établir de meilleures relations de travail avec les autres organismes qui servent les mêmes communautés ou partagent des buts communs;

- surveiller leurs programmes et rendre compte de leurs progrès;

- participer aux efforts soutenus visant à assurer que le plan reflète la réponse optimale au VIH du Canada, en tenant compte du fait que le plan est itératif et appelé à changer au rythme de l'épidémie et de sa réponse.

Les gouvernements et les organismes à la grandeur du Canada ont demandé une approche plus stratégique et coordonnée dans la lutte au VIH. Le présent document est un guide destiné aux personnes, aux organismes, aux communautés, aux provinces, aux territoires et au gouvernement fédéral pour la définition de leurs rôles et l'établissement de leurs priorités d'ici 2010. Il prône la réflexion, la recherche et la planification stratégiques ainsi que le partage des responsabilités.

Tous les gouvernements et les organismes engagés dans la recherche, l'élaboration de politiques, la planification ou la prestation de services en matière de VIH participent déjà à une offensive pancanadienne : leurs activités contribuent aux efforts visant des buts communs. Le présent document offre une ligne directrice dans un ensemble plus large, donne l'occasion de collaborer étroitement avec divers partenaires et de faire un usage optimal de nos connaissances, aptitudes et ressources collectives.

De cette façon, nous jouerons ensemble un rôle de premier plan.

La VISION pose les fondements d'un avenir possible et prometteur pour tous les Canadiens et, pour ceux qui partagent l'objectif de bâtir cet avenir, la vision assure la cohésion des efforts et agit comme un moteur permettant de jouer ensemble un rôle de premier plan.

La MISSION décrit la raison d'être d'une stratégie pour l'ensemble du Canada en matière de VIH/sida. Elle souligne l'engagement envers un objectif supérieur qui est essentiel à une réponse efficace, élargie et diversifiée à l'épidémie.

Notre riposte au VIH est fondée sur des VALEURS clés communes. Ces valeurs définissent les priorités de toutes les parties engagées dans la lutte nationale au VIH/sida, et servent de fondement à l'élaboration, l'évaluation et la mise en œuvre des stratégies requises.

I l'engagement

LA VISION : La fin de l'épidémie du VIH/sida est en vue.

Le Canada est un chef de file de la lutte contre le VIH/sida, tant à l'échelle nationale qu'internationale. Les droits et la dignité des personnes vivant avec le VIH ou des personnes à risque y sont reconnus, respectés et défendus. Ces personnes participent à l'élaboration de politiques et de programmes qui touchent leur vie. Elles ont accès à des services de haute qualité qui répondent à leurs besoins, et leur santé et bien-être s'en trouvent améliorés. Le racisme, la discrimination, la pauvreté, l'itinérance qui alimentent l'épidémie ont été circonscrits ou éliminés.

LA MISSION :

- Faire valoir les besoins et les droits des personnes vivant avec le VIH/sida et des personnes à risque;

- Travailler ensemble dans le but d'apporter une réponse efficace et de mener la lutte contre le VIH/sida tant sur le plan national que mondial;

- Agir vigoureusement et stratégiquement pour mettre un terme à l'épidémie du VIH/sida.

LES VALEURS :

Notre réponse au VIH/sida reflète les valeurs globales de la société canadienne :

- **Justice sociale.** Tous les membres de notre société devraient être traités équitablement, voir leurs besoins primaires comblés, avoir accès aux mêmes services et avoir des occasions de participer.

- **Droits de la personne.** Chaque personne, sans égard à des facteurs tels que l'orientation sexuelle, la race, la culture, le sexe ou les comportements à risque, est importante et ses droits, notamment ses droits économiques, sociaux, culturels, civils, politiques et son droit à la santé, devraient être reconnus, respectés et promus. Aucune vie n'est remplaçable. Nous reconnaissons la dignité et la valeur de chaque personne.

- **Diversité.** Nous reconnaissons, respectons et valorisons les différences culturelles et individuelles ainsi que la diversité.

- **Participation et renforcement de l'autonomie.** Nous soutenons la participation collective, particulièrement celle des personnes séropositives et désavantagées. Nous nous efforçons de créer un environnement qui renforce l'autonomie des personnes et leur permet de faire des choix sains.

- **Responsabilité générale.** En tant que citoyens d'une société humaine et bien nantie, nous avons la responsabilité morale de consacrer notre part équitable de ressources aux efforts internationaux visant à promouvoir la santé et le bien-être.

- **Responsabilité mutuelle.** Nos ressources doivent être utilisées judicieusement, car des vies sont en jeu. Nous nous engageons à créer un environnement où nous sommes mutuellement responsables de notre aptitude collective à optimiser nos ressources pour faire une différence mesurable dans la vie de chacun et pour atteindre nos objectifs.

OBJECTIFS

D'ici à 2010, nous poursuivrons quatre objectifs principaux, qui sont intrinsèquement liés. Les deuxième et troisième objectifs forment un continuum d'éléments interdépendants :

1. Réduire les iniquités sociales, les stigmates et la discrimination qui menacent la santé et le bien-être des gens.

2. Prévenir la propagation du VIH.

3. Fournir un diagnostic, un traitement, un soutien et des soins opportuns, efficaces et sécuritaires à tous les Canadiens séropositifs.

4. Contribuer aux efforts mondiaux visant à combattre l'épidémie et à trouver un remède au VIH.

À ce stade-ci de l'épidémie de VIH au Canada, il y a dix principales raisons pour lesquelles nous devons tous ensemble redoubler d'effort.

état actuel de l'épidémie : raisons pour lesquelles nous devons redoubler d'effort

II

1. LES CAS DE NOUVELLES INFECTIONS AUGMENTENT

Le nombre de Canadiens séropositifs augmente toujours. À la fin de 2002, environ 56 000 personnes au Canada étaient séropositives[2], une augmentation de 12 p. cent par rapport aux estimations de 1999. En fonction des catégories d'exposition, le nombre de cas d'infection en 2002 était composé de 32 500 hommes ayant des relations sexuelles avec d'autres hommes (58 p. cent au total), de 11 000 personnes qui utilisent des drogues injectables (20 p. cent au total), de 10 000 hétérosexuels (18 p. cent), de 2 200 homosexuels UDI (4 p. cent) et de 300 cas liés à d'autres catégories d'exposition (moins de 1 p. cent).

Environ 17 000 des 56 000 personnes séropositives au Canada, soit environ 30 pour cent, ne savent pas qu'elles sont infectées. Elles constituent « l'épidémie cachée » : les personnes qui, ignorant leur état, ne peuvent avoir accès à des services de soutien, de traitement et de prévention qui pourraient les aider à gérer leur maladie et à prolonger leur vie. Un nombre important de personnes de ce groupe ne sont pas diagnostiquées avant les dernières phases de la maladie, alors que les médicaments ne sont plus vraiment efficaces.

Le nombre de nouveaux cas d'infection continue de croître au même rythme qu'il y a trois ans. Au Canada, on comptait environ de 2 800 à 5 200 nouvelles infections en 2002; de ce nombre, entre 600 et 1 200 cas se trouvaient chez les femmes, soit une proportion de 23 p. cent.

Le VIH continue d'avoir un impact disproportionné sur certains segments de la société. Selon les estimations de 2002 par catégorie d'exposition, les hommes ayant des relations sexuelles avec d'autres hommes constituent la majorité des nouvelles infections, soit de 1 000 à 2 000 cas (40 p. cent du total de nouveaux cas à l'échelle nationale). La proportion de nouvelles infections parmi les UDI était de 30 p. cent, et 24 p. cent était attribuable à la catégorie des hétérosexuels.

La catégorie d'exposition « hétérosexuels » est un groupe varié comprenant les personnes qui ont eu un contact sexuel avec une personne séropositive ou qui présente un risqué élevé de contracter le virus (personnes qui utilisent des drogues injectables ou hommes bi-sexuels), les personnes nées dans un pays où le VIH est endémique et celles qui n'ont pas de risque particulier sinon que d'avoir eu des relations sexuelles avec un partenaire du sexe opposé. On a estimé qu'en 2002, il y avait entre 3 700 et 5 700 cas d'infection au VIH, et entre 250 et 450 de ces nouveaux cas proviennent d'un pays où le VIH est endémique. Ces données représentent respectivement de 7 à 10 p. cent du total des cas d'infection, et de 6 à 12 p. cent du total des nouveaux cas au Canada.

Les autochtones continuent d'être surreprésentés parmi les personnes séropositives au pays. Alors qu'ils composent seulement 3,3 p. cent de la population canadienne en 2001, on a estimé qu'ils comptaient pour 5 à 8 p. cent des cas d'infection au VIH, et pour 6 à 12 p. cent de toutes les nouvelles infections en 2002.

Bien que les données épidémiologiques actuelles indiquent une faible prévalence du VIH parmi les jeunes, les données sur les comportements sexuels et les infections transmises sexuellement démontrent sans équivoque qu'il existe un réel danger de propagation du virus parmi cette population. Les jeunes Canadiens les plus à risque sont les jeunes de la rue, les travailleurs du sexe et les personnes qui utilisent des drogues injectables.

Selon les études épidémiologiques, on estime que le taux global de séropositivité dans les prisons est beaucoup plus élevé que le taux dans la population canadienne en général. Il est essentiel de mettre en œuvre des programmes de prévention et de traitement accessibles et novateurs pour les détenus en raison du taux élevé d'injection de drogues, de tatouage et de perçage non sécuritaires, de relations sexuelles non protégées et d'autres activités à risque en prison.

---

[2] Santé Canada. « Estimés nationaux de prévalence et d'incidence du VIH pour 2002. » Centre de prévention et de contrôle des maladies infectieuses. Relevé des maladies transmissibles. 1er décembre 2003, vol.29, n° 23.

2. LES PERSONNES SÉROPOSITIVES ONT DES BESOINS DE PLUS EN PLUS COMPLEXES

Avec l'avènement du traitement antirétroviral hautement actif (TARVHA), les personnes séropositives vivent beaucoup plus longtemps que durant les années 80 et 90, lorsque le délai entre le diagnostic et la mort se comptait en mois. Mais le fait de vivre plusieurs années avec une maladie infectieuse mortelle met à rude épreuve la santé des personnes, leur qualité de vie, leurs finances, leur indépendance et leur estime de soi.

Malgré les progrès accomplis en traitement du VIH, de nombreuses personnes – surtout celles qui vivent dans de petites communautés rurales et éloignées, mais également celles qui vivent dans de grands centres urbains – ont encore des problèmes d'accès aux soins et aux traitements. Cela est amplifié par le manque de médecins et de fournisseurs de soins de santé à l'échelle nationale et par la complexité croissante des besoins des personnes séropositives.

Bien que les traitements antirétroviraux pour le VIH soient efficaces pour beaucoup de gens, ils ne sont pas dépourvus de conséquences sérieuses pour autant. En effet, ils sont associés à une grande variété d'effets secondaires graves tels que le cancer, les maladies cardiaques, la neuropathie périphérique, la lipodystrophie et les troubles neurocognitifs. Plus les personnes reçoivent des traitements ARV longtemps, plus elles risquent de développer des maladies cardiaques, rénales et hépatiques.[3]

Une proportion importante de personnes séropositives ont également d'autres maladies qui menacent leur santé et compliquent les soins. Par exemple, jusqu'en décembre 1999, environ 11 194 personnes séropositives, ou plus de 20 p. cent, étaient aussi infectées par l'hépatite C[4] et, depuis, ce nombre est passé à environ 14 000 personnes. Selon le Réseau canadien d'info-traitements sida (CATIE), les questions les plus fréquemment posées au sujet des ARV portent sur l'insuffisance hépatique et la façon de préserver les fonctions hépatiques en cas de coinfection au VIH/hépatite C, sur les changements métaboliques causés par les ARV, particulièrement au chapitre du cholestérol, des lipides, de la glycémie, et sur la lipodystrophie.[5]

De nombreuses personnes vivant avec le VIH doivent composer avec des dépendances ou des maladies mentales. Entre 40 et 60 p. cent des personnes séropositives souffrent de dépression, ce qui peut causer un affaiblissement de leur système immunitaire, une accélération de la maladie, le non-respect des régimes des traitements (et, par conséquent, un échec du traitement et le développement d'une résistance aux médicaments anti-VIH), de plus grands risques de suicide et une plus grande difficulté à maintenir des pratiques sexuelles et de consommation de drogues sécuritaires.[6, 7, 8]

En raison de leurs besoins complexes, les personnes séropositives font souvent face à des frais élevés de médicaments sur ordonnance et de traitements complémentaires (p. ex., vitamines, massages) qui ne sont pas couverts par les régimes d'assurance-maladie gouvernementaux ou privés. L'impact financier du VIH est souvent amplifié par le manque d'emplois flexibles ou de régimes d'assurance-invalidité adaptés à des personnes qui traverseront des périodes de maladie les empêchant de travailler. En conséquence, de plus en plus de personnes séropositives au Canada sont contraintes de vivre dans la pauvreté, sans logement adéquat.[9]

De nombreuses personnes vivant avec le VIH/sida se débattent également pour gérer leurs relations sexuelles dans le contexte d'une maladie transmise sexuellement

[3] Palella, F.L. Jr, Baker, R., Moorman, A.C., Chmiel, J., Wood, K., Holmberg, S.D., et les HOPS Investigators, « Mortality and Morbidity in the HAART Era: Changing Causes of Death and Disease in the HIV Outpatient Study ». Northwestern Univ., Chicago, IL, USA; Cerner Corp., Herndon, VA, USA; et CDC, Atlanta, GA, USA.

[4] Remis, R. « Final Report: Estimating the Number of Persons Co-infected with Hepatitis C Virus and Human Immunodeficiency Virus in Canada ». Faculté des sciences de la santé publique, Université de Toronto. 31 mars 2001.

[5] Communication électronique du CATIE. Juin 2004.

[6] Ciesla, J.A. « Meta-analysis of the relationship between HIV-infection and risk for depressive disorders », *Amer J Psychiatry*, n° 158, p. 725-30 (2001); Ickovics, J.R. et al., « Mortality, CD4 cell count decline and depressive symptoms among HIV-seropositive women », *JAMA*, n° 285, p. 1466-74 (2001).

[7] Cohen, M. et al., « Prevalence of distress in persons with HIV », *Psychosomatics*, n° 43, p. 10-15 (2002).

[8] Ickovics, J.R. et al., « Mortality, CD4 cell count decline and depressive symptoms among HIV-seropositive women », *JAMA*, n° 285, p. 1466-74 (2001).

[9] Bureau du sida. « Le sida en Ontario 2002 ». Ministre de la Santé et des Soins de longue durée de l'Ontario.

pouvant être mortelle. Bien que les personnes séropositives aient droit à une vie sexuelle saine et active, peu de mesures ont été prises pour les aider à développer une sexualité plus affirmative, ce qui contribuerait à des stratégies de prévention à long terme pour se protéger elles-mêmes et pour protéger leurs partenaires (d'une réinfection). Ces outils leur permettraient en plus d'aider à développer des réponses au VIH plus générales.

 3. TROP DE PERSONNES SÉROPOSITIVES NE REÇOIVENT PAS DE TRAITEMENT OU Y SONT RÉFRACTAIRES, ET TROP D'ENTRE ELLES MEURENT

Malgré une baisse marquée du nombre de décès au milieu des années 90, les gens meurent encore du sida. Certains craignent que le nombre de décès aurait récemment augmenté, citant, parmi d'autres observations, le nombre inquiétant d'activistes VIH très connus qui sont récemment décédés (incluant un membre du comité de direction travaillant au développement de ce document).

Des problèmes complexes de gestion des traitements ont également fait surface. La plupart des personnes qui meurent actuellement des causes du sida n'ont pas été traitées du tout, n'ont pas été traitées assez rapidement ou n'ont pas réussi à prendre les bons médicaments. Certaines ne peuvent pas tolérer les médicaments ou ont des souches du virus qui résistent aux traitements.[10] D'autres trouvent qu'il est difficile de gérer les exigences complexes des régimes des traitements (p. ex., le nombre de pilules, le moment de les prendre, etc.) Dans certains cas, la complexité du traitement le rend inaccessible. Une étude menée en Colombie-Britannique a démontré que les taux de décès liés au sida demeurent élevés en raison d'un manque d'accès ou d'un accès restreint à la thérapie antirétrovirale parmi certaines popu-

lations. L'étude a révélé qu'une personne sur trois qui sont décédées des suites du sida en Colombie-Britannique n'avait jamais été traitée aux antirétroviraux. Les autochtones, les femmes, les gens à faible revenu et les personnes vivant dans l'est du centre-ville de Vancouver étaient surreprésentés dans ce groupe. Les chercheurs en ont conclu que parmi les priorités, il était urgent d'intervenir pour élargir l'accès des autochtones, des femmes, des gens à faible revenu et des personnes qui utilisent des drogues injectables à la thérapie antirétrovirale. Selon les chercheurs, les stratégies pour accroître l'accessibilité et le respect de la thérapie devraient inclure un meilleur accès à des programmes de traitement pour toxicomanie, des programmes sous surveillance directe, la disponibilité de services médicaux sans rendez-vous et des pharmacies sur place dans les cliniques médicales[11]. Malgré les efforts importants déployés par les systèmes carcéraux, les détenus séropositifs ont encore des problèmes d'accès aux traitements qui sont disponibles à l'extérieur des prisons. Un grand nombre de détenus séropositifs cessent le traitement antirétroviral lorsqu'ils sont en prison.[12] En outre, le CATIE rapporte une augmentation des appels concernant les régimes inefficaces et la résistance aux médicaments de la thérapie de sauvetage.[13]

La prévalence générale de la pharmacorésistance primaire pour au moins un médicament antirétroviral a été déterminée chez 8,6 % de notre population échantillon composée de sujets nouvellement diagnostiqués et qui n'avaient jamais reçu de traitement. Une polypharmacorésistance (c'est-à-dire une résistance à plus d'une classe de médicaments antirétroviraux) a été déterminée chez 1,3 % de l'échantillon. Une pharmacorésistance primaire a été observée chez des femmes et des hommes; chez différents groupes d'âge, chez différentes origines ethniques ainsi que pour différentes catégories d'exposition; pour des infections par les sous-types A, B et C du VIH; pour des infections récentes et établies.

[10] Harrigan, P.R., Hogg, R.S., Dong, W.W.Y., Yip, B., Wynhoven, .B, Woodward, J., Brumme, C.H., Brumme, Z.L., Mo, T., Alexander, C.S., Montaner, J.S.G. « Predictors of HIV Drug Resistance Mutations in a Large Drug-Naïve Cohort Initiating Triple Antiretroviral Therapy ». BC Centre for Excellence in HIV/AIDS, 2Department of Medicine, University of British Columbia.

[11] Wood, E. et al. « Prevalence and correlates of untreated human immunodeficiency virus type 1 infection among persons who have died in the era of modern antiretroviral therapy ». *Journal of Infectious Diseases*, n° 188, p. 1164-1170, 2003.

[12] Jurgens, R. « Canada: Does incarceration result in HIV treatment interruptions ? » *Canadian HIV/AIDS Policy & Law Review*, vol. 9, n° 2, p. 49-50, 2002. Avec référence à Kerr, T., Marshall, A., Walsh, J., Palepu, A., Tyndall, M.W., Hogg, R.S., Montaner, J., Wood, E. « Determinants of highly active antiretroviral discontinuation among injection drug users ». *Canadian Journal of Infectious Diseases*, vol. 15 (Suppl. A), p. 86A (abrégé 458P), 2004.

[13] Communication électronique du CATIE. Juin 2004.

La prévalence de la pharmacorésistance primaire est analogue aux taux observés dans d'autres pays, où des traitements antirétroviraux très actifs sont pratiqués à grande échelle.[14]

Ces tendances font également ressortir la nécessité des diagnostics précoces, de nouveaux traitements et vaccins, de régimes de traitement moins complexes et d'un accès à des soins palliatifs.

 4. **LES STIGMATES ET LA DISCRIMINATION MENACENT TOUJOURS LES PERSONNES SÉROPOSITIVES ET LES COMMUNAUTÉS À RISQUE**

Bien que les Canadiens craignent moins le sida que dans les années 80 et qu'ils acceptent mieux les personnes séropositives, les stigmates et la discrimination persistent. Les stigmates associés au VIH en font encore une maladie à part. Par exemple, selon une enquête récente, près de 30 p. cent des Canadiens seraient mal à l'aise de travailler dans le même bureau qu'une personne séropositive, et 43 p. cent des parents seraient mal à l'aise de voir leurs enfants fréquenter une école dont un élève serait séropositif.[15]

Selon un récent rapport sur les stigmates et la discrimination associés au VIH/sida, les stigmates associés au VIH/sida en Amérique du Nord ont été grandement influencés par les attitudes envers les gais et bisexuels ainsi que les consommateurs de drogues : deux groupes qui étaient très stigmatisés avant l'épidémie de VIH. Selon ce rapport, plusieurs études nord-américaines et européennes ont constaté qu'une minorité de la population est plus portée à blâmer les gens et moins disposée à les aider si ceux-ci deviennent infectés à la suite d'une relation homosexuelle ou de consommation de drogues.[16]

seuil de tolérance
« Dans quelle mesure vous sentiriez-vous à l'aise si... ? »

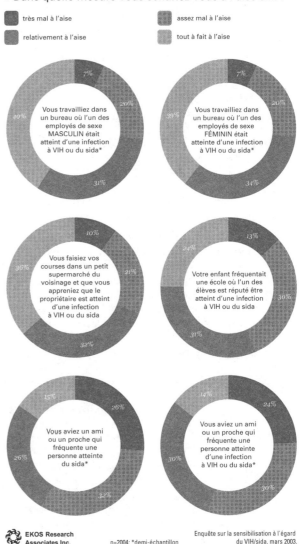

Le Canada ne possède pas de données complètes sur la discrimination reliée au VIH mais, nous possédons de l'information qui nous permet de saisir l'étendue du problème.

[14] Agence de santé publique du Canada. « Les souches VIH-1 et la pharmacorésistance primaire au Canada : Rapport de surveillance en date du 31 mars 2004 ». Division de la surveillance et de l'évaluation des risques, Centre de prévention et de contrôle des maladies infectieuses, Agence de santé publique du Canada, 2005.

[15] EKOS Research Associates. « Enquête sur la sensibilisation à l'égard du VIH/sida ». Mars 2003.

[16] de Bruyn, T. « Un Plan d'action pour réduire les stigmates et la discrimination liés au VIH/sida ». Réseau juridique canadien VIH/sida, 2004.

Par exemple :

- En 1988-89, le Civil Liberties Association de la Colombie-Britannique a été saisie de 83 cas de discrimination à l'égard de personnes séropositives (neuf reliés au logement, 32 à l'emploi, 14 à l'accès aux services de santé, et 8 à l'accès aux services publics). L'Association était d'avis que ces cas ne représentaient qu'une partie des incidents réels.[17]

- En 2000, les conclusions d'une évaluation des besoins des personnes vivant avec le VIH/sida au Nouveau-Brunswick ont révélé que sur 50 participants à l'étude, 86 p. cent craignaient la discrimination en raison de leur séropositivité et que 66 p. cent ont vécu des *incidents de discrimination* reliés au VIH (une augmentation de 33 p. cent par rapport à 1992). La discrimination s'est souvent produite dans des établissements publics (p. ex. lieux de travail et services publics).[18]

Les personnes séropositives qui font partie de communautés ethniques ou culturelles – telles que les gais, les autochtones et les personnes venant de pays où le VIH est endémique – éprouvent souvent des stigmates et de la discrimination au sein même de leur communauté. Ceci a des répercussions tant pour la personne séropositive que pour la communauté : la personne devient très isolée, et la communauté est moins en mesure de prévenir la propagation du VIH ou de soutenir les personnes malades.[19]

Les stigmates associés au VIH isolent les personnes séropositives et réduisent leur qualité de vie. Ceci peut décourager les personnes à risque de subir des tests ou de rechercher un traitement.[20] Pour les personnes qui appartiennent à des groupes marginalisés, tels que les gais, les personnes qui utilisent des drogues injectables, les autochtones, les personnes venant de pays où le VIH est endémique et les travailleurs du sexe, les stigmates associés au VIH sont aggravés par d'autres formes de discrimination et les préjugés comme l'homophobie, le racisme, l'inégalité des sexes, ainsi que les attitudes négatives envers la consommation de drogues et les travailleurs du sexe.

Les stigmates peuvent mener à des violations des droits des personnes vivant avec le VIH, notamment une discrimination illégale en matière de logement, d'emploi, de santé et d'accès aux services sociaux. Par exemple, dans une étude effectuée auprès de 34 personnes séropositives en Alberta, près du tiers ont rapporté être traitées injustement par leurs employeurs ou leurs collègues en raison de leur état : on les a congédiées, on leur a demandé de démissionner ou leurs heures ont été considérablement réduites.[21]

Les stigmates peuvent également entraîner des infections. Par exemple, l'épidémie de VIH parmi les autochtones au Canada est aggravée par le racisme, tant passé que présent : l'assimilation forcée, les pensionnats et la perte de la culture ont contribué à la pauvreté, au chômage ou à la violence multigénérationnelle et à l'abus de drogues qui rendent les autochtones – particulièrement les femmes autochtones et les personnes bi-spirituelles – plus vulnérables au VIH.

 5. LA PAUVRETÉ, L'ITINÉRANCE ET D'AUTRES FACTEURS SOCIAUX ALIMENTENT L'ÉPIDÉMIE

Même si le VIH est causé par un virus et aggravé par les stigmates, sa propagation est également alimentée par plusieurs facteurs sociaux comme la pauvreté, l'itinérance, le manque de soutien social, la violence physique et sexuelle, les expériences de la petite enfance et le manque d'éducation. Ces déterminants sociaux peuvent mener à un sentiment d'impuissance dans les relations, à un manque d'estime de soi, à un manque de sens de la communauté et à d'autres problèmes de santé (p. ex. problèmes de dépendance ou de santé mentale) qui affaiblissent le jugement des personnes ou leur aptitude à se protéger. Un jeune sans abri qui échange des faveurs sexuelles contre un toit ou de quoi manger peut être dans l'impossibilité de négocier des pratiques sexuelles sans risque. Une femme dont le statut d'immigrante ou la sécurité financière dépend de son partenaire peut être limitée quant à son aptitude à se protéger.

17 de Bruyn, T. « VIH/sida et discrimination : Un document de travail ». Réseau juridique canadien VIH/sida et Société canadienne du sida, 1998.

18 Olivier, C. « Augmentation de la discrimination liée au VIH au Nouveau-Brunswick ». *Canadian HIV/AIDS Policy & Law Newsletter*, vol. 5, n° 2/3, été 2000.

19 de Bruyn, T. « VIH/sida et discrimination : Un document de travail ». Réseau juridique canadien VIH/sida et Société canadienne du sida, 1998.

20 Roth, K. « Rights and the AIDS Crisis: The Debate Over Resources ». *Canadian HIV/AIDS Policy & Law Review*, vol. 5, n° 4, p. 93-98, 2000.

21 AIDS Calgary. Projet sur les droits de la personne. 2003.

Un gai plus âgé qui s'inquiète de son aptitude à concurrencer dans une culture axée sur la jeunesse et l'aspect physique peut échanger la protection d'un condom contre des relations sexuelles. La violence contre les femmes peut avoir une incidence directe sur leur vulnérabilité. Par exemple, les femmes qui sont dans des relations violentes peuvent être forcées d'avoir des relations sexuelles non protégées.

La pauvreté et d'autres facteurs sociaux tels que le manque d'emplois flexibles ou de couvertures adéquates d'assurance-invalidité peuvent également empêcher les personnes séropositives de demeurer en santé. Comme il a déjà été mentionné, beaucoup sont incapables d'assumer les coûts élevés des médicaments sur ordonnance ou des thérapies complémentaires qui ne sont pas couverts par les régimes d'assurance-médicaments gouvernementaux ou privés. Les personnes mal logées ont également de la difficulté à suivre les régimes des traitements.

Parce que les iniquités sociales alimentent l'épidémie, nous devons lutter pour la justice sociale. Pour enrayer la propagation du VIH et améliorer les soins, nous devons combattre autant les comportements à risque (c.-à-d., les relations sexuelles non protégées et l'utilisation de seringues non sécuritaires) que les déterminants sociaux élargis qui empêchent les gens de faire des choix sains ou de rester en santé.

 6. LES IDÉES FAUSSES ENTRAÎNENT UNE AUGMENTATION DES RISQUES ET UNE DIMINUTION DU SOUTIEN AUX SERVICES

Les idées fausses ont un effet négatif sur notre capacité à combattre l'épidémie. Par exemple, en 2003, les jeunes connaissaient moins certains aspects du VIH, tels que les risques associés au fait d'avoir plus d'un partenaire sexuel, comparativement aux jeunes en 1989.[22] Même les personnes à risque élevé ont des idées fausses : beaucoup d'hommes gais assument que les jeunes gais ne sont pas infectés ou

qu'ils sont en mesure de voir si quelqu'un l'est.[23] Se fondant sur ces hypothèses, plusieurs prennent plus de risques et s'engagent dans des relations sexuelles non protégées.

Les idées fausses touchent également le soutien du public à l'égard des services associés au VIH. Environ 81 p. cent des Canadiens croient que les traitements actuels pour le VIH sont efficaces, et 17 p. cent croient que si les personnes séropositives sont traitées rapidement, la maladie peut être soignée.[24] Ces suppositions signifient que les gens sont moins enclins à donner de l'argent pour les programmes et les services associés au sida.

 7. L'ÉPIDÉMIE MONDIALE DÉVASTE LES PAYS LES PLUS PAUVRES ET MENACE LES PLUS RICHES

Le VIH est un problème mondial, et plusieurs parties du monde sont dépassées par l'ampleur de l'épidémie. Selon le rapport émis par le Programme des Nations Unies sur le VIH/sida (ONUSIDA) en 2004, près de cinq millions de personnes additionnelles étaient séropositives dans le monde – le nombre annuel le plus élevé depuis le début de l'épidémie, et trois millions de personnes sont décédées à cause du sida. Plus de 20 millions de personnes sont décédées depuis que les premiers cas de sida ont été recensés en 1981. En 2004, 39,4 millions de personnes – plus que la population entière du Canada – vivaient avec le VIH.[25]

Les pays les plus durement frappés sont ceux qui possèdent le moins de ressources. Plus de 95 p. cent des infections au VIH se produisent dans des pays pauvres ou en développement. Dans certains pays de l'Afrique subsaharienne, plus de 30 p. cent de la population est séropositive, et le sida menace de décimer une génération entière. Le sida est maintenant la cause principale de décès en Afrique subsaharienne et la quatrième cause à l'échelle mondiale. De plus, le virus se répand rapidement dans d'autres parties du monde comme les Caraïbes, l'Inde, la Chine et l'Asie du Sud-Est, l'Europe de l'Est et l'Asie Centrale

[22] Conseil des ministres de l'Éducation. « Étude sur la jeunesse canadienne, la santé sexuelle et le VIH/sida. Les facteurs qui influencent les connaissances, les attitudes et les comportements ». 2003.

[23] Adams, B.D., Husbands, W. et al. « Renewing HIV Prevention for Gay and Bisexual Men. A Research Report on Safer Sex Practices Among High Risk Men and Men in Couples in Toronto ». 2003.

[24] EKOS Research Associates. Étude sur la sensibilisation à l'égard du VIH/sida. Mars 2003.

[25] ONUSIDA. Rapport 2004 sur l'épidémie mondiale de sida.

où il est propagé par la consommation de drogues injectables.[26] Le VIH a le potentiel de dévaster les économies émergentes et de déstabiliser les gouvernements. Son impact se fera sentir à l'échelle mondiale.

Parce que les maladies ne connaissent pas de frontières, le Canada ne peut enrayer l'épidémie de VIH au pays sans s'impliquer à l'échelle mondiale. Le Canada a aussi l'obligation légale et morale de contribuer aux efforts mondiaux visant à stopper la maladie et la souffrance.

 8. IL FAUT ACCROÎTRE ET STABILISER LE FINANCEMENT POUR SUIVRE LE RYTHME DE L'ÉPIDÉMIE

Le financement des programmes et des services spécifiques au VIH provient de plusieurs sources : ministères provinciaux et territoriaux de la Santé et des Services sociaux, ministères et bureaux fédéraux (p. ex., l'Agence de santé publique du Canada, Santé Canada, Services correctionnels Canada, ACDI), organismes fédéraux et provinciaux de financement de la recherche, administrations municipales, fondations et organismes caritatifs. Le financement provient également d'autres programmes et services gouverne-mentaux qui desservent les populations touchées par le VIH, tels que les Services correctionnels, les programmes pour toxico-manes, les programmes liés aux ITS ainsi que les programmes pour les autochtones, les nouveaux immigrants et la jeunesse.

Alors que les autres initiatives sanitaires dépendent de dons privés pour financer leurs activités, les programmes et services liés au VIH n'ont jamais reçu le même niveau de soutien philanthropique. Cela s'explique en partie par le fait que le VIH touche une pro-portion relativement réduite de la population comparativement aux maladies cardiaques ou au cancer. Toutefois, d'autres facteurs influencent également le niveau de financement privé remis au VIH/sida. Depuis la fin des années 90, les dons personnels et corporatifs aux organismes de lutte au VIH ont baissé considérablement : cela reflète autant l'idée fausse selon laquelle le VIH est maintenant une maladie traitable que la marginalisation de plusieurs groupes de personnes séroposi-tives comme les consommateurs de drogues.[27]

Du fait que le VIH reçoit moins de soutien de la part des citoyens et des entreprises, il est impérieux que tous les paliers de gouvernement assurent un financement stable à long terme aux programmes de lutte contre le VIH afin de pallier l'ampleur, les coûts et la complexité de l'épidémie.

Entre 1993 et 2003, la demande pour les programmes et services spécifiques au VIH a connu une augmentation de 43 p. cent, d'une part en raison des nouvelles infections, et d'autre part, du fait que les personnes séropositives vivent plus longtemps.[28] En raison du manque de financement, « les efforts importants de prévention ne se sont pas poursuivis et aucun nouveau programme de prévention n'a été créé; aucune nouvelle politique n'a été élaborée et aucune recherche importante n'a été effectuée; les organismes communautaires ont été affaiblis et ont dû se livrer concurrence plutôt que de coopérer ».[29] Pour plusieurs organismes – particulièrement les organismes communautaires de lutte contre le sida – ceci a entraîné une augmentation du surmenage et du roulement des employés et des bénévoles.

Les organismes et les administrations rapport-ent également qu'ils ont de plus en plus de difficulté à recruter et à conserver les personnes et les connaissances, ce qui inclut les employés des organismes communautaires, les bénévoles, les médecins et les chercheurs. Alors qu'une partie de cette lacune est imputable au manque de ressources, une autre partie est attribuable à la complexité croissante des soins requis pour le VIH/sida (de la part des médecins), au défi de travailler avec des populations marginalisées, à l'idée fausse selon laquelle le VIH ne représente plus un

---

[26] Ibid.

[27] Martin Spigelman Research Associates. « Prendre le pas sur l'épidémie : le rôle du gouvernement fédéral dans la Stratégie canadienne sur le VIH/sida 1998-2008 », 2003.

[28] Ibid.

[29] Ibid.

problème aussi important et au fait que les organismes communautaires de lutte contre le sida ne peuvent pas concurrencer les salaires offerts par le secteur privé et même par certains organismes du secteur public.

L'obtention d'un financement stable à long terme pour les programmes de VIH est également un problème d'envergure mondiale. Bien que de nombreux pays se soient engagés à relever leur financement, il manque toujours la somme annuelle de 10 milliards de dollars américains pour lutter contre l'épidémie à l'échelle mondiale.[30]

 9.

EN AGISSANT MAINTENANT, NOUS ÉPARGNERONS DES MILLIONS DE DOLLARS AU SYSTÈME DE SANTÉ

En raison du nombre croissant de nouvelles infections, de personnes séropositives vivant plus longtemps et du prix des nouveaux traitements, le VIH/sida coûte de plus en plus cher. Selon une étude albertaine, entre 1995 et 2001, le coût direct des soins médicaux par patient et par mois est passé d'environ 655 $ à 1 036 $ en raison principalement des ARV. En 1995, les médicaments antirétroviraux représentaient 30 p. cent ou 198 $ du coût par patient et par mois; en 2001, ils représentaient 69 p. cent ou 775 $. Bien que le système de santé dépense maintenant davantage en médicaments pour le VIH, à cause de ces médicaments, il dépense moins pour les malades hospitalisés, les malades externes et les soins à domicile.[31]

Au Canada, le coût des traitements et des soins pour la durée de vie d'une personne séropositive a été estimé en 1998 à environ 160 000 $, alors que les coûts indirects associés à la perte de productivité et aux décès prématurés peuvent s'élever à 600 000 $ par personne.[32] De plus, les coûts des traitements varient selon l'endroit où les personnes vivent et sont traitées. Par exemple, les coûts pour les habitants des régions rurales ou éloignées qui doivent voyager pour recevoir des soins sont considérablement plus élevés. Bien qu'il soit possible de calculer les coûts des traitements pour le VIH, il est impossible de mesurer les coûts personnels et sociaux de chaque cas de VIH – pour la personne séropositive, ses proches et la société.

Chaque infection évitée épargne environ trois quarts de million de dollars en coûts directs et indirects.[33] Selon une analyse récente des coûts associés au VIH/sida, une réduction annuelle du nombre de nouvelles infections de 50 p. cent permettrait au système de soins de santé et à la société d'épargner environ 1,5 milliard de dollars sur une période de cinq ans. Comme le note le rapport, « en raison du lourd fardeau économique du VIH/sida, les stratégies de prévention et de gestion sont extrêmement rentables et permettront à l'économie canadienne de faire des économies importantes à long terme au niveau des coûts directs et indirects. »[34]

[30] Il s'agit des besoins de financement établis par le Fonds mondial de lutte contre le sida, la tuberculose et le paludisme.

[31] Krentz, H.B., Auld, M.C., Gill, M.J. « The changing direct costs of medical care for patients with HIV/AIDS, 1995–2001 ». *CMAJ*, vol. 169 n° 2, p.106-110, 22 juillet 2003.

[32] Martin Spigelman Research Associates. « Prendre le pas sur l'épidémie : le rôle du gouvernement fédéral dans la Stratégie canadienne sur le VIH/sida 1998-2008 », 2003.

[33] Ibid.

[34] GPI Atlantic. « The Cost of HIV/AIDS in Canada », juin 2001.

[35] www.avert.org. 19 novembre 2004.

10. EN AGISSANT MAINTENANT, NOUS SAUVERONS DES VIES

En agissant maintenant et en renouvelant nos efforts, nous pouvons prolonger des vies et en sauver d'autres.

D'autres pays qui ont répondu de façon plus dynamique à la menace du VIH, par exemple le Royaume-Uni et l'Australie, ont connu une épidémie beaucoup moins importante qu'au Canada (1,5 personne par 100 000 habitants).[35] Si nous travaillons ensemble pour mettre en place des programmes de prévention et réaliser les objectifs fixés dans ce Plan, nous pouvons prévenir des milliers de nouvelles infections et sauver beaucoup de vies.

Avec l'avènement des ARV, les personnes séropositives vivent maintenant beaucoup plus longtemps. Si nous continuons à investir dans le développement de nouveaux traitements, nous pouvons ajouter des années de plus à la vie de chaque personne séropositive.

En agissant maintenant, notre société profitera des avantages personnels, sociaux et économiques de leur productivité et de leur créativité.

---

[35] www.avert.org. 19 novembre 2004.

Au cours des deux dernières décennies, les Canadiens ont beaucoup appris sur la façon de réagir au VIH. Nous avons cerné neuf facteurs de réussite essentiels ou façons de travailler qui, lorsqu'elles sont regroupées, fournissent un plan cohérent dont les actions coordonnées et stratégiques permettront d'enrayer l'épidémie.

III le plan détaillé

1. ENGAGEMENT À L'ÉGARD DE LA JUSTICE SOCIALE ET DES DROITS DE LA PERSONNE

« Il faut accorder la priorité aux plus vulnérables … »

Tenir sa promesse : Résumé de la Déclaration d'engagement sur le VIH/sida, ONUSIDA, Session extraordinaire sur le VIH/sida de l'Assemblée générale des Nations Unies, juin 2001

Le VIH est plus qu'un problème de santé. Les facteurs sociaux – tels que la discrimination sous toutes ses formes, la pauvreté, l'itinérance et la violence – peuvent empêcher les personnes les plus vulnérables de protéger leur santé. Lorsque les déterminants sociaux de la santé sont envisagés dans le cadre d'un engagement à l'égard de la justice sociale, ils deviennent des problèmes d'éthique qu'une société humaine doit régler. En combattant les iniquités qui contribuent à la pauvreté et à l'itinérance, une société peut réduire la vulnérabilité qui handicape plusieurs personnes, particulièrement les femmes, dans leurs efforts pour éviter ou gérer le VIH.[36] Dans le contexte de la santé, un engagement envers la justice sociale requiert que nous travaillions collectivement pour le bien de tous et que nous améliorions les déterminants de la santé en éliminant les iniquités et les injustices.

Une réponse efficace au VIH :

- reconnaît et améliore les déterminants de la santé qui rendent les gens vulnérables au VIH et à la progression de la maladie;

- comprend ces déterminants du point de vue de l'éthique et s'engage à corriger les iniquités qui renforcent les déterminants;

- est fondée sur les droits de la personne et reconnaît que la protection des droits de la personne – y compris le droit aux normes de santé les plus élevées possibles – permet d'atteindre la justice sociale et les objectifs de ce Plan d'action.

La défense des droits est une partie essentielle de l'engagement à l'égard de la justice sociale et des droits de la personne. Lorsque les revendications d'un groupe défavorisé ne sont pas entendues ou prises en compte, d'autres personnes doivent s'unir à lui et défendre ses droits civils et politiques (p. ex., liberté de parole et d'association, leur liberté en regard de la torture), ses droits économiques, sociaux et culturels (p. ex., le droit au logement, à la nourriture, à un milieu de travail sécuritaire). Tous les intervenants en VIH/sida doivent défendre les droits des personnes vivant avec le VIH et des communautés à risque. Les déterminants de la santé seront respectés lorsqu'il y aura une justice sociale, et il y aura une justice sociale lorsque les droits de chacun seront respectés.

LES PROGRAMMES ET SERVICES FONDÉS SUR LA JUSTICE SOCIALE :

- reconnaissent la diversité et les différences individuelles et culturelles;

- reconnaissent la dignité et la valeur de chaque personne et encouragent l'estime de soi;

- s'efforcent de s'assurer que chacun soit traité de façon juste et ait un accès équitable aux services et aux soins de santé;

- répondent aux besoins essentiels de chacun;

- réduisent les iniquités quant à la richesse, aux revenus et aux chances d'épanouissement;

- encouragent la participation de tous, y compris les plus défavorisés.

---

[36] Roth, K. « Human Rights and the AIDS Crisis: The Debate Over Resources ». *Canadian HIV/AIDS Policy & Law Review*, vol. 5, n° 4, 2000.

2. LEADERSHIP ET INNOVATION

« La prévention de l'infection au VIH n'est pas uniquement une question de ressources, mais c'est également une question de choix politique, de courage et de volonté ». (traduction libre)

> *Kenneth Roth, directeur exécutif, Human Rights Watch, présentation plénière, XIIIᵉ Conférence internationale sur le VIH/sida, Juillet 2000*

Le leadership est une partie essentielle d'une réponse efficace à toute maladie qui touche et stigmatise les personnes marginalisées. Pour contrer les causes sous-jacentes et complexes du VIH, nous avons besoin de leadership à tous les niveaux : parmi les personnes séropositives, dans les communautés à risque, parmi les fournisseurs de services et les chercheurs, dans la communauté des affaires et au sein des gouvernements fédéral, provinciaux, territoriaux et autochtones. Nous avons besoin de personnes engagées et prêtes à s'adresser au public et aux gens qui élaborent des politiques pour les convaincre que le VIH mérite une attention spéciale. Nous avons également besoin de personnes qui veulent travailler collectivement pour innover, pour défendre des causes impopulaires, pour agir à l'encontre de l'opinion publique si nécessaire et pour trouver des façons nouvelles et meilleures d'enrayer l'épidémie.

Nous pouvons constater l'importance du leadership en matière de VIH/sida au pays comme à l'étranger. Au moment où le VIH est apparu au Canada, lorsque l'homophobie et la discrimination rendaient les gais plus vulnérables à l'infection, des leaders énergiques de la collectivité, du système de soins de santé et du gouvernement ont réussi à :

- instaurer des politiques pour protéger les droits des gais et réduire la discrimination;

- obtenir l'augmentation du financement pour les programmes liés au VIH et l'amélioration des soins;

- remettre en question la réticence de la société canadienne à parler ouvertement de sexe et de sexualité dans les programmes de soins et de prévention.

Dans d'autres parties du monde, le leadership a également joué un rôle essentiel.

3. PARTICIPATION SIGNIFICATIVE DES PERSONNES VIVANT AVEC LE VIH/COMMUNAUTÉS À RISQUE

Pour que nos programmes régionaux, nationaux et mondiaux connaissent du succès, il faut un engagement des plus importants des personnes vivant avec le VIH/sida. En nous assurant de leur pleine participation … nous stimulerons… la création d'une attitude coopérative dans les milieux sociaux, juridiques et politiques.

> *Article 1, Déclaration du Sommet de Paris sur le sida Principe de la plus grande participation des personnes vivant avec le sida (PGPPVS) 1994*

La participation significative des personnes vivant avec le VIH et des communautés à risque est fondamentale pour réduire les stigmates et la discrimination associés au VIH, prévenir la propagation du virus, améliorer les soins, améliorer les conditions de vie et mettre un terme à l'épidémie. La participation active et significative des personnes les plus touchées par le VIH offre de nombreux avantages. Par exemple :

- elle reconnaît les droits des personnes vivant avec le VIH de participer aux décisions qui les concernent;

- elle permet de donner au système des services sociaux et de la santé des conseils, des connaissances et une expérience valables qui permettent de faire des interventions plus efficaces et plus rentables;

- elle donne aux participants un meilleur accès au soutien social – un des déterminants de la santé. Les personnes qui bénéficient d'un solide réseau de soutien social sont en meilleure santé et plus en mesure d'influencer les politiques et les programmes qui touchent leur santé.

Depuis le début de l'épidémie au Canada, les personnes vivant avec le VIH et les communautés à risque ont impressionné par leur capacité de :

- faire preuve de leadership;

- influencer les politiques;

- planifier les programmes et services;

- promouvoir la recherche et l'accès aux traitements;
- offrir des programmes dirigés par des pairs.

Malgré cette contribution, la capacité et possibilité des personnes séropositives de participer aux programmes et services liés au VIH et de les orienter a souvent été ignorée par les décideurs. Il faut faire tous les efforts possibles pour encourager une participation significative, particulièrement de la part des personnes et des groupes qui n'ont pas été activement engagés jusqu'à maintenant, qui peuvent ne pas avoir la confiance et les compétences requises et qui ont besoin de soutien.

 ### INTERVENTION PRÉCOCE

Les services conçus pour faire des interventions précoces et pour devancer l'épidémie peuvent changer radicalement le cours du VIH au Canada et dans le monde. Par exemple :

- les pays qui ont mis en œuvre très tôt des programmes d'échange de seringues et qui ont fourni d'autres services connexes ont pu freiner considérablement l'épidémie parmi les personnes qui utilisent des drogues injectables;
- en offrant des tests de dépistage à toutes les femmes durant leur grossesse, le Canada a pratiquement éliminé la transmission mère-enfant et a considérablement réduit le nombre de nouveau-nés séropositifs;
- plus les personnes séropositives sont diagnostiquées tôt, meilleures sont leurs chances de rester en santé, de recevoir des soins adéquats, de prolonger leur vie et de prendre des mesures pour éviter la transmission du VIH.

La lutte contre le VIH nous force à être audacieux et à remettre en question la façon dont les services sont offerts.

 ### RECHERCHE/PREUVES

Pour enrayer l'épidémie, nous avons besoin de la recherche. Les investissements du Canada en science fondamentale, en recherche épidémiologique, en recherche clinique, en recherche psychosociale, en recherche communautaire et en études d'évaluation (services de santé) :

- permettent de suivre de près la propagation du VIH;
- contribuent aux efforts mondiaux visant à comprendre et à enrayer la propagation du VIH;
- nous aident à comprendre les besoins des personnes vivant avec le VIH et des communautés à risque;
- aident à créer des programmes de soin et de traitement plus efficaces;
- permettent d'élaborer des politiques;
- nous aident à optimiser des ressources limitées.

 ### UNE RÉPONSE SOUTENUE

La prévention et le traitement du VIH requièrent des programmes et services étendus et à long terme. Pour être efficace :

- l'information sur la prévention doit être diffusée plusieurs fois et de différentes façons;
- les programmes de prévention doivent être suffisamment flexibles pour intégrer de nouvelles connaissances et de nouveaux besoins;
- les programmes de prévention doivent être élaborés pour et par les personnes vivant avec le VIH/sida dans le cadre de la gestion de la maladie;
- les programmes de traitement doivent répondre aux besoins des personnes séropositives qui vivent plus de vingt ans maintenant avec le VIH et qui ont besoin d'un accès continu à des soins, des traitements

et des services de soutien qui répondent à d'autres besoins sanitaires à mesure qu'elles vieillissent.

Les programmes et services liés au VIH ne peuvent pas être des efforts à court terme et provisoires. Ils doivent être durables et soutenus.

 ## PROGRAMMES ET SERVICES ADAPTÉS À L'ÂGE, AU SEXE ET À LA CULTURE

Lorsqu'on a affaire à des questions telles que le sexe, l'orientation sexuelle, les relations et la consommation de drogues, l'approche unique ne convient pas. Par exemple :

• les jeunes ont besoin d'information qui convient à leur âge et à leur stade de développement;

• les gais répondent mieux aux initiatives qui reflètent la culture gaie;

• les femmes ont besoin de services de prévention et de traitement qui tiennent compte des autres problèmes et défis auxquels elles peuvent faire face (p. ex., problèmes de dépendance financière, de violence, d'abus, de grossesse et de reproduction);

• les personnes issues de groupes ethno-culturels et ethnoraciaux différents ont besoin de services qui sont respectueux de leurs valeurs et croyances culturelles;

• les programmes et services aux Premières nations, aux Inuits et aux Métis doivent « d'abord et avant tout respecter et honorer les croyances, pratiques et coutumes autochtones » et refléter la « fierté et la dignité que commande le patrimoine autochtone. »[37]

 ## UN ENGAGEMENT EN MATIÈRE DE SUIVI, D'ÉVALUATION ET D'AMÉLIORATION DE LA QUALITÉ

Pour enrayer l'épidémie, il faut que nos programmes s'améliorent constamment. Nous devons :

• superviser et évaluer l'impact des mesures que nous adoptons;

• apprendre de nos expériences;

• peaufiner et améliorer continuellement les services.

 ## RESPONSABILITÉ PARTAGÉE

Beaucoup de facteurs économiques et sociaux qui alimentent l'épidémie sont au-delà de la portée et du contrôle des services liés au VIH (p. ex., dépendances, problèmes de santé mentale, co-infection par l'hépatite C, autres ITS); et nombreux sont au-delà de la portée et du contrôle du système de santé en général. Pour influencer les déterminants sociaux de la santé, nous devons apprendre à partager la responsabilité avec d'autres services et systèmes, tels que :

• les programmes de revenus;

• les services sociaux et de logement;

• le système juridique;

• le système d'éducation;

• les services correctionnels;

• le secteur privé (p. ex., l'emploi).

[37] Réseau canadien autochtone du sida. « Renforcer les liens – Renforcer les communautés. Une stratégie autochtone sur le VIH/sida au Canada », 2003.

MISE EN ŒUVRE DU PLAN DÉTAILLÉ SUR LE VIH : DEUX EXEMPLES

[EXEMPLE 1] **Insite** – La piquerie supervisée de Vancouver est un exemple de mise en œuvre de l'approche stratégique proposée. L'initiative s'inspire de la justice sociale, de l'idée voulant que les personnes qui utilisent des drogues injectables ont les mêmes droits que les autres et qu'une société juste et compatissante doit faire quelque chose pour les aider à réduire les risques de décès dus aux surdoses et à des maladies telles que le VIH et l'hépatite C. Fondée sur la notion de responsabilité partagée entre plusieurs participants, elle a fait appel à un leadership, une approche audacieuse déterminée et durable ainsi qu'à l'action communautaire.

À la fin des années 90, dans la foulée d'une épidémie de décès dus aux surdoses, un petit groupe d'activistes communautaires – personnes qui utilisent des drogues injectables, gais, chercheurs, un groupe de parents – s'est formé pour promouvoir la création d'une piquerie sécuritaire à Vancouver. Ils considéraient la piquerie comme une intervention précoce efficace qui pourrait réduire considérablement les préjudices associés aux drogues injectables. Eux-mêmes leaders, ils ont inspiré d'autres personnes à jouer ce même rôle : l'ancien et le nouveau maire de Vancouver ont publiquement reconnu ce besoin et la responsabilité de la ville à cet égard et ont fait de la question des services aux personnes qui utilisent des drogues injectables un enjeu d'élection.

Le processus a été largement pris en mains par les personnes les plus touchées, les personnes qui utilisent des drogues injectables, qui ont exprimé publiquement leurs besoins et ont aidé à assurer que les services seraient appropriés sur le plan culturel. Le groupe a soigneusement monté un dossier factuel en faveur de la piquerie en cherchant des modèles similaires dans d'autres pays, en invitant des personnes d'autres administrations à venir parler de leur expérience, en effectuant des études pour démontrer que la piquerie

serait fréquentée et en utilisant une analyse juridique convaincante préparée par le Réseau juridique canadien VIH/sida. Le groupe a partagé les responsabilités avec d'autres secteurs très touchés par ce problème, notamment la police, le service de santé publique et les professionnels de la santé qui desservaient la communauté des personnes qui utilisent des drogues, et il a établi une collaboration efficace autour d'un enjeu tangible. Les membres ont consacré énormément de temps et de ressources à sensibiliser le public aux avantages de l'initiative sur le plan de la santé publique et sociale par le biais de forums publics et des médias (ils ont estimé avoir participé à plus de 100 entrevues avec les médias).

Il a fallu plusieurs années de discussions, de recherches et de promotion soutenues, mais la piquerie a ouvert ses portes en septembre 2003, en tant que premier projet pilote de recherche scientifique de piquerie supervisée (PS) en Amérique du Nord. La piquerie fournit un environnement propre et sécuritaire où les personnes peuvent s'injecter leurs propres drogues sous la supervision d'un personnel médical. Les infirmières et les conseillers y donnent un accès et des références à des services de traitement de la toxicomanie, à des fournisseurs de soins primaires et en santé mentale, de même que les premiers soins et le traitement de plaies. L'objectif du projet de recherche est d'évaluer si une piquerie supervisée réduira les préjudices associés à l'usage de drogues injectables (p. ex., surdoses de drogues), diminuera les coûts associés aux dépendances graves (p. ex., coûts sanitaires, sociaux, juridiques et carcéraux), améliorera la santé des personnes qui utilisent des drogues injectables et mènera à une utilisation plus appropriée des services sociaux et de santé par les personnes qui utilisent des drogues.

La surveillance et l'évaluation continues sont essentielles pour, d'une part, maintenir voire étendre le programme et d'autres services destinés aux personnes qui utilisent des drogues à Vancouver, et d'autre part pour fournir des données à d'autres communautés voulant se doter de services similaires.

La piquerie est une réussite sur le plan de l'utilisation : les personnes qui utilisent des drogues l'ont adoptée beaucoup plus rapidement que prévu. Elle a également été efficace pour réduire les décès par surdose : selon les données recueillies jusqu'en septembre 2004 (la période pour laquelle elles sont disponibles), aucun client de la piquerie n'est décédé d'une surdose.[38] Le personnel médical supervise maintenant chaque jour près de 550 injections au cours d'une période de 18 heures. La majorité des clients sont des hommes. La clinique a aussi permis d'améliorer l'ordre public : au cours de ses 12 premières semaines d'existence, le nombre de consommateurs de drogues s'injectant en public a chuté, et le nombre de seringues jetées un peu partout a diminué de 50 p. cent.[39] L'évaluation la plus importante et la plus utile des répercussions de la piquerie sur la propagation de maladies hématogènes telles que le VIH et l'hépatite C prendra encore plusieurs mois.

[EXEMPLE 2] **Changements à la *Loi sur les brevets*.** En août 2003, l'Organisation mondiale du commerce (OMC) a décidé que conformément à l'Accord sur les aspects des droits de propriété intellectuelle qui touchent au commerce (ADPIC), les pays membres de l'OMC pourraient fabriquer des médicaments génériques en vertu d'une licence obligatoire pour les exporter vers des pays qui n'ont pas la capacité suffisante pour fabriquer leurs propres médicaments génériques. Cette règle permettait à des pays comme le Canada de venir en aide aux pays en développement qui sont aux prises avec les coûts élevés des médicaments pour le VIH/sida et d'autres problèmes de santé publique. Cependant, pour que le règlement de l'OMC produise l'effet voulu, chaque pays doit appliquer la décision de l'OMC à ses propres lois sur les brevets, ce qui permettra aux fabricants de médicaments génériques d'obtenir des licences obligatoires pour produire des médicaments moins dispendieux pour l'exportation.

Au Canada, le Groupe d'accès mondial au traitement (GAMT), une affiliation d'organismes canadiens civils œuvrant en santé et en droits de la personne (p. ex., groupes d'intervention sida, organismes humanitaires, groupes de développement, groupes de défense des droits de la personne, syndicats, groupes d'étudiants, organismes de charité) ont collaboré pour mettre la question à l'ordre du jour du gouvernement fédéral. Un soutien additionnel a été apporté par Stephen Lewis, émissaire spécial des Nations Unies sur le VIH/sida, qui, dans le cadre d'un discours devant l'Assemblée générale annuelle du Réseau juridique canadien sur le VIH/sida en septembre 2003 puis, encore une fois, une semaine plus tard, lors d'une conférence sur le sida et les ITSS en Afrique, à Nairobi, a mis le Canada et d'autres pays nantis au défi de corriger certaines des iniquités relatives au traitement du sida et de prendre les mesures nécessaires pour améliorer l'accès à des médicaments moins dispendieux. Le ministre Allan Rock, alors ministre de l'Industrie, avec l'appui de certains de ses collègues du Cabinet, a relevé le défi.

Toutefois, la mise en place des changements a nécessité de la persévérance et des efforts. Au cours des négociations, les organismes civils s'inquiétaient que les changements à la *Loi sur les brevets* soient trop restrictifs quant aux médicaments et aux maladies qu'elle pourrait couvrir ou que le gouvernement puisse y inclure des dispositions inutiles ou improductives. Ils ont maintenu la pression sur le gouvernement pour s'assurer qu'il respecterait les accords internationaux. À un certain moment, craignant qu'une législation insuffisante soit mise de l'avant trop rapidement, ils ont demandé à tous les partis de la Chambre des communes de mettre un terme au projet de loi révisé, en affirmant qu'une absence de changements était préférable à des changements inadéquats. En conséquence, la législation a été soumise à l'examen d'un Comité, qui s'est penché sur les principaux problèmes.

[38] BC Centre for Excellence. « Evaluation of the Supervised Injection Site. Year One Summary », 17 septembre 2004.

[39] Wood, E., Kerr, T., Small, W., Li, K., Marsh, D.C., Montaner, J.S.G., Tyndall, M.W. « Changes in public order after the opening of a medically supervised safer injecting facility for illicit injection drug users ». *CMAJ* vol. 171, n° 7, 28 septembre 2004.

Le processus constituait une leçon en matière de pression et de collaboration politique. Les changements législatifs ont nécessité l'apport de cinq ministères et organismes fédéraux distincts – Commerce international, Affaires étrangères, Industrie Canada, Santé Canada et l'Agence canadienne de développement international, divers organismes non gouvernementaux et l'industrie, qui se sont regroupés pour conseiller le Parlement sur la meilleure approche à adopter. Le projet de loi a été déposé au début de 2004, et la loi, promulguée par le Parlement le 14 mai 2004. Même si aucun fabricant de médicaments génériques au Canada n'a encore mis à l'épreuve la nouvelle loi (en date de décembre 2004), les changements apportés à la *Loi sur les brevets* ont déjà un impact en alimentant le mouvement mondial qui vise à mettre en œuvre la décision de l'OMC.

La coalition qui est parvenue à faire modifier la *Loi sur les brevets* encourage maintenant les fabricants canadiens de médicaments génériques à mettre la loi à l'épreuve. Elle continue également à revendiquer d'autres mesures qui amélioreraient la santé mondiale, telles que d'augmenter l'aide officielle du Canada au développement, s'assurer que la politique commerciale du Canada ne réduit pas l'accès aux soins de santé au pays et à l'étranger, et veiller à ce que la révision de la politique étrangère canadienne tienne compte du VIH/sida et des droits de la personne.

Le gouvernement, les ONG et l'industrie poursuivent leur collaboration dans le but d'utiliser la loi pour donner un meilleur accès à des médicaments abordables à ceux qui en ont besoin.

Grâce à des initiatives semblables à celles-ci – qui sont fondées sur la justice sociale et le respect des droits de la personne, intègrent les personnes vivant avec le VIH, reconnaissent une responsabilité partagée, utilisent le leadership et les faits, sont culturellement appropriées, agissent de façon précoce et gardent le cap – nous pouvons enrayer l'épidémie.

Des centaines de personnes et d'organismes partout au pays sont engagés dans les programmes et services liés au VIH. Les principaux joueurs sont ceux qui ont un mandat spécifique au VIH/sida (p. ex., ministères de la Santé, organismes communautaires de lutte contre le sida, fournisseurs de soins de santé et chercheurs); toutefois, en raison des facteurs économiques et sociaux qui alimentent l'épidémie, d'autres ministères, individus et organismes jouent également un rôle essentiel dans notre réponse (p. ex., organismes de défense des droits de la personne, services de traitement et de réduction des préjudices pour les consommateurs de drogues, services de santé mentale, services de logement, services d'établissement, écoles, programmes visant les jeunes et les femmes, organismes de développement international). Pour répondre à la problématique changeante du VIH et atteindre nos buts communs, nous devons travailler ensemble.

IV qui partage la responsabilité de répondre au VIH ?

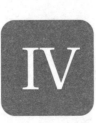

RÔLES ET RESPONSABILITÉS

Dans le cadre de la réponse du Canada, divers organismes ont des rôles distincts :

1. Les personnes vivant avec le VIH ou à risque d'être infectés par VIH

- évaluer les besoins qui déterminent les services;

- aider à planifier des programmes et services culturellement appropriés qui répondent à leurs besoins;

- faire preuve de leadership et offrir des programmes dirigés par des pairs;

- revendiquer les ressources pour fournir les services requis;

- jouer un rôle clé dans la prévention de la transmission du VIH;

- éclairer toutes les décisions qui touchent leur vie.

> **Dans le système de soins de santé du Canada :**
>
> le gouvernement fédéral est habituellement responsable de l'ensemble des politiques et de la recherche en matière de santé; les provinces et les territoires, de la planification et de la gestion des services de santé; et chacun des organismes de santé, de la prestation des services de santé. Le financement fédéral des services de santé est habituellement remis aux provinces et territoires qui décident de la meilleure façon de l'utiliser afin de soutenir leurs programmes et priorités.
>
> Le financement fédéral destiné au VIH est particulièrement important en raison des stigmates et de la discrimination associés au VIH et du besoin de ressources et de leadership dans ce domaine.

2. Partenaires locaux

- travailler avec les personnes vivant avec le VIH et les personnes à risque pour mettre au point et offrir une grande variété de services conçus pour prévenir la propagation du VIH, fournir un traitement et des soins aux personnes séropositives et répondre aux déterminants plus vastes de la santé et aux autres facteurs qui alimentent l'épidémie;

- mener des recherches sur les aspects biomédicaux, psychosociaux et épidémiologiques du VIH/sida;

- utiliser les nouvelles connaissances pour concevoir des programmes et services efficaces;

- définir les tendances et problèmes émergents;

- revendiquer des ressources pour fournir les services requis;

- travailler avec les partenaires provinciaux, territoriaux et fédéraux pour élaborer des politiques.

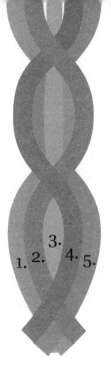

3. Partenaires provinciaux et territoriaux

- surveiller la propagation du VIH;

- établir des politiques et des priorités en matière de VIH;

- financer les programmes et services sociaux et sanitaires;

- surveiller l'efficacité des services liés au VIH;

- effectuer des recherches;

- assurer un accès équitable aux services financés par les provinces et territoires.

4. Communautés des Premières nations, Métis et Inuits

- cerner les besoins des autochtones des Premières nations, Métis et des Inuits, à l'intérieur et à l'extérieur des réserves;

- établir des politiques et des priorités pour répondre à ces besoins;

- concevoir des programmes et services culturellement appropriés;

- revendiquer des ressources pour fournir les services requis.

5. Partenaires nationaux

- faire preuve de leadership dans la réponse canadienne au VIH/sida;

- élaborer des politiques;

- financer la recherche et les initiatives communautaires de prévention du sida;

- travailler avec les principales parties intéressées afin d'établir les priorités de recherche au Canada;

- effectuer des recherches et des analyses;

- mobiliser des ressources;

- éduquer;

- prôner le changement;

- surveiller la propagation du VIH et fournir de l'information relative à cette surveillance;

- assurer un accès équitable aux services financés par le gouvernement fédéral;

- favoriser la coordination des initiatives fédérales/provinciales/territoriales en matière de VIH;

- négocier la contribution du Canada à la lutte mondiale contre le VIH.

Une meilleure collaboration amènera une meilleure utilisation des forces et des ressources de chaque partenaire et, au bout du compte, de meilleurs résultats.

D'ici à 2010, les gouvernements, les organismes et les personnes qui ont entrepris de répondre au VIH au Canada devraient concentrer leurs efforts sur six stratégies principales pour maîtriser l'épidémie. Ces stratégies constituent l'ensemble de ce qui doit être accompli pour prendre le pas sur l'épidémie. Chacune d'elles est liée aux autres d'une certaine façon et, en plus d'avoir une valeur intrinsèque, est ainsi une partie importante d'un ensemble.

1. Accroître la sensibilisation aux effets du VIH/sida et renforcer l'engagement en faveur d'un financement soutenu des programmes et des services liés au VIH/sida;

2. Répondre aux facteurs sociaux et aux iniquités qui alimentent l'épidémie;

3. Intensifier les efforts de prévention;

4. Renforcer le diagnostic, les soins, les traitements et le soutien;

5. Faire preuve de leadership dans le cadre des efforts mondiaux;

6. Améliorer la capacité d'intervenir rapidement et de garder le cap en première ligne.

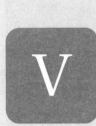

V le plan d'action : ce que nous ferons d'ici à 2010

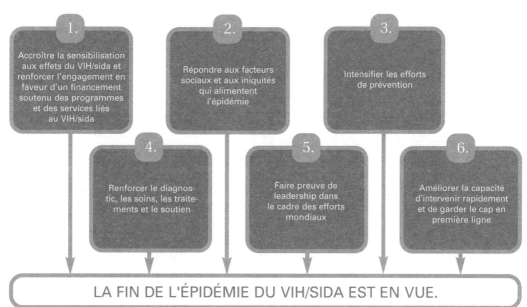

LA FIN DE L'ÉPIDÉMIE DU VIH/SIDA EST EN VUE.

Pour chacune des six stratégies, le Plan d'action établit :

- la justification ou les bases de la stratégie;

- les résultats visés;

- les cibles pour l'année 2010;

- une liste de recommandations que les gouvernements et les organismes du Canada peuvent utiliser et adapter pour décrire leur rôle dans le cadre du Plan.

Quelques précisions sur les objectifs :

- Dans certains champs d'action du document, il existe peu ou pas de données de référence servant à mesurer les progrès. Dans ces cas, des données de référence devront être recueillies pour que l'on puisse mesurer les progrès;

- Il est essentiel de fixer des objectifs pour chaque champ d'action et pour chaque population vulnérable, car des actions doivent être entreprises pour tous les groupes;

- Les objectifs établis dans le document servent non seulement à constater et à mesurer les progrès, mais également à motiver l'action. Afin de réaliser la vision audacieuse présentée dans le document, il est primordial de se fixer des objectifs ambitieux[40].

 ACCROÎTRE LA SENSIBILISATION AUX EFFETS DU VIH/SIDA ET RENFORCER L'ENGAGEMENT EN FAVEUR D'UN FINANCEMENT DURABLE DES PROGRAMMES ET DES SERVICES LIÉS AU VIH/SIDA

JUSTIFICATION

Malgré l'absence de campagnes intensives de sensibilisation au VIH depuis 10 ans, la plupart des Canadiens pensent que le VIH est un problème de santé sérieux (60 p. cent le considèrent très sérieux et 35 p. cent passablement sérieux).[41] Une enquête effectuée auprès de jeunes Canadiens de 7e, 9e et 11e années révèle que la plupart des élèves connaissent relativement bien le VIH, et que leur niveau de connaissance augmente proportionnellement en fonction de l'âge.[42] Ce niveau relativement élevé de sensibilisation du public/jeunes est probablement attribuable à :

- la couverture médiatique de l'épidémie internationale;

- l'éducation sexuelle (l'école était la principale source d'information au sujet de la sexualité et du VIH pour 51 p. cent des garçons et 41 p. cent des filles en 9e année et pour 67 p. cent des garçons et 58 p. cent des filles en 11e année)[43].

---

[40] Dans l'établissement des objectifs, la cueillette de renseignements sur les populations vulnérables doit s'effectuer dans le respect de leurs droits à la confidentialité et à la vie privée.

[41] EKOS Research Associates. Étude sur la sensibilisation à l'égard du VIH/sida. Mars 2003.

[42] Conseil des ministres de l'Éducation. Étude sur la jeunesse canadienne, la santé sexuelle et le VIH/sida. Les facteurs qui influencent les connaissances, les attitudes et les comportements. 2003.

[43] Ibid.

Bien que le grand public connaisse relativement bien le VIH, certaines personnes ont des idées fausses qui pourraient affecter le soutien continu des programmes de lutte contre le VIH. Par exemple, environ 81 p. cent des Canadiens interrogés pensent que les traitements actuellement disponibles sont efficaces, et 17 p. cent croient que si les personnes séropositives sont traitées rapidement, la maladie peut-être guérie – ce qui est évidemment faux.[44] Les jeunes tendent à avoir les mêmes idées fausses[45] qui sont souvent renforcées par l'absence de couverture médiatique sur la question du VIH et par des articles erronés dans les médias.

Pour atteindre nos objectifs, nous devons corriger ces idées fausses et maintenir ou augmenter le niveau actuellement élevé de sensibilisation au sujet du VIH au sein du grand public, y compris les jeunes, de la communauté et des dirigeants politiques. Nous avons besoin du soutien du grand public pour assurer le maintien du soutien gouvernemental de même que celui du secteur privé qui fait des dons pour les programmes et services liés au VIH.

Le niveau de soutien gouvernemental peut être mesuré selon le leadership (c.-à-d. se prononcer sur des problèmes reliés au VIH, créer des forums nationaux sur le VIH et aborder le financement des programmes et services liés au VIH, au pays et à l'étranger). Au cours des 10 dernières années, les gouvernements du Canada ont consacré moins de fonds par habitant au VIH que d'autres pays développés qui ont enregistré des taux plus bas de transmission du VIH (p. ex., le Royaume-Uni, l'Australie). Les Canadiens soutiennent généralement un niveau approprié de dépenses gouvernementales pour la lutte contre le VIH[46] et on constate une certaine volonté politique en faveur du financement. Par exemple, en juin 2003, le Comité permanent sur la santé a recommandé d'augmenter de 100 millions de dollars le financement consacré à la Stratégie canadienne sur le VIH/sida[47] et le gouvernement fédéral a suivi cette recommandation.

Malgré l'augmentation du financement gouvernemental, les organismes qui offrent des programmes et services liés au VIH devront toujours se battre contre les autres services de santé pour des ressources limitées. Une étude commandée par le Conseil du Ministre sur le VIH/sida établit le bien-fondé d'un financement gouvernemental durable pour le VIH, et cette information devrait être utilisée pour revendiquer un financement adéquat.[48]

Il est également important que tous les participants à tous les niveaux sollicitent le secteur privé et les donateurs privés. Par exemple, les contributions à la British Columbia Persons With AIDS Society ont chuté de 25 p. cent au cours de chacune des deux dernières années.[49] Dans leurs efforts pour recueillir des dons du secteur privé, les organismes associés au VIH font la concurrence à de multiples causes sociales et sanitaires. Pour concurrencer efficacement, ils ont besoin de diffuser des messages clairs, cohérents et continuels au sujet de l'impact du VIH sur la société et des avantages d'investir dans des programmes et services de lutte contre le VIH.

RÉSULTATS VISÉS
Le public canadien :

- sera sensibilisé à l'impact du VIH au Canada et dans le reste du monde;

- comprendra les facteurs qui contribuent à l'épidémie;

- reconnaîtra le besoin de programmes et services de prévention du VIH ainsi que de soins, de traitements et de soutien aux personnes touchées par l'épidémie;

- recevra à l'école une éducation sexuelle globale et cohérente qui comprendra un volet sur le VIH;

- connaîtra les infections transmises sexuellement ou par le sang (ITS), y compris le VIH, la façon dont les ITS se propagent et les moyens de se protéger;

- cessera la discrimination et la stigmatisation à l'endroit des personnes vivant avec le VIH/sida.

[44] EKOS Research Associates. Étude sur la sensibilisation à l'égard du VIH/sida. Mars 2003.

[45] Conseil des ministres de l'Éducation. Étude sur la jeunesse canadienne, la santé sexuelle et le VIH/sida. Les facteurs qui influencent les connaissances, les attitudes et les comportements. 2003.

[46] EKOS Research Associates. Étude sur la sensibilisation à l'égard du VIH/sida. Mars 2003.

[47] Comité permanent sur la santé. « Renforcer la stratégie canadienne sur le VIH/sida », juin 2003.

[48] Martin Spigelman Research Associates and The Project Group. « Taking Stock: Assessing the Adequacy of the Government of Canada Investment in the Canadian Strategy on HIV/AIDS », janvier 2001.

[49] Vancouver Sun. Septembre 2004.

Les dirigeants politiques du Canada :

- seront sensibilisés à l'impact du VIH au Canada et dans le reste du monde;

- comprendront les facteurs qui contribuent à l'épidémie;

- soutiendront une approche globale pour enrayer l'épidémie, y compris la nécessité de fournir un financement adéquat durable, de reconnaître l'impact des déterminants sociaux de la santé et de mettre en place des lois et des politiques de soutien au sein des ministères, divisions et directions du gouvernement;

- se prononceront sur le VIH/sida et sur l'engagement du Canada à intensifier ses efforts.

De plus,

- les dépenses par habitant pour le VIH au Canada seront comparables à celles des autres pays développés qui ont connu des taux moins élevés de transmission du VIH (p. ex., Royaume-Uni, Australie);

- Le secteur des affaires fera preuve d'un meilleur leadership et augmentera son soutien à la lutte contre le VIH;

- Les personnes vivant avec le VIH/sida seront plus visibles à appeler le Canada et le monde entier à l'action.

OBJECTIFS
Sensibilisation

- Entre 2004 et 2010, la sensibilisation du public à l'égard de l'impact du VIH au Canada et dans le monde demeurera de l'ordre de 90 p. cent ou plus;

- D'ici 2010, la proportion du public canadien ayant de fausses idées sur le VIH chutera de 50 p. cent;

- Entre 2004 et 2010, la couverture médiatique du VIH s'accroîtra, sera précise et positive;

- D'ici 2010, la proportion de jeunes Canadiens capables de répondre correctement à des questions sur la transmission et la prévention VIH augmentera de 10 à 15 p. cent;

- D'ici 2010, l'éducation sexuelle – y compris de l'information sur le VIH/sida – fera partie de tous les programmes scolaires au Canada et sera offerte de façon cohérente;

- D'ici 2010, le nombre de fois que les dirigeants politiques se prononceront clairement sur la question du VIH augmentera considérablement;

- Le premier ministre du Canada procèdera à l'ouverture du Congrès international sur le sida de 2006, à Toronto.

ENGAGEMENT À L'ÉGARD D'UN FINANCEMENT DURABLE

- D'ici 2007, tous les gouvernements auront adopté une stratégie ou établi leur rôle dans ce Plan d'action;

- Entre 2005 et 2010, le soutien public du financement gouvernemental des programmes de lutte contre le VIH demeurera de l'ordre de 90 p. cent ou plus;

- Le financement fédéral atteindra le niveau proposé par le Comité permanent sur la santé de la Chambre des communes (100 millions de dollars) dès que possible;

- D'ici 2008, les gouvernements provinciaux/territoriaux auront augmenté leurs budgets ou attribué des fonds dédiés au VIH/sida, en plus des sommes requises pour fournir des soins et des traitements (c.-à-d. les médecins et les services hospitaliers);

- D'ici 2010, les dons privés aux causes associées au VIH auront sensiblement augmenté;

- D'ici 2010, le secteur des affaires haussera son soutien financier et participera davantage aux activités de parrainage et autres qui sont reliées au VIH/sida, au pays à l'étranger.

ACTIVITÉS
Sensibilisation

1.1 Recenser les leaders de premier plan à tous les niveaux – parmi les personnes vivant avec le VIH, les groupes à risque, les communautés locales, ainsi que les gouvernements municipaux, provinciaux, territoriaux et fédéral – qui engagent le débat et sensibilisent la population au sujet du VIH et ses répercussions.

1.2 Élaborer des stratégies de communications à long terme et des messages clés pour le public, les dirigeants politiques et les médias au sujet de l'incidence du VIH, de l'épidémie qui continue de se propager au Canada et dans le monde et du besoin d'un financement et d'un soutien continus.

1.3 S'assurer que l'éducation sexuelle, y compris le VIH, est une matière obligatoire dans tous les programmes scolaires et dans toutes les écoles.

1.4 Faire un usage plus efficace et plus stratégique des médias – à l'échelle nationale, provinciale, territoriale et locale – pour accroître la sensibilisation et corriger les idées fausses à propos du VIH.

1.5 Miser sur le Congrès international sur le sida de 2006, à Toronto, pour augmenter la couverture médiatique, la sensibilisation du public et des dirigeants politiques à la lutte contre le VIH.

1.6 Renforcer la capacité – à l'échelle nationale, provinciale, territoriale et locale – de répondre immédiatement à toute information négative ou imprécise concernant le VIH/sida, les personnes vivant avec le VIH ou vulnérables au virus, et les facteurs qui affectent leur santé.

Engagement à l'égard d'un financement soutenu

1.7 Assurer un financement public, privé et gouvernemental, adéquat et soutenu pour les programmes et services associés au VIH/sida de même que pour d'autres initiatives qui s'attaquent aux facteurs sociaux et aux iniquités qui alimentent l'épidémie.

1.8 Poursuivre l'examen des coûts sociaux et économiques du VIH/sida et concevoir des modèles économiques servant à revendiquer un financement adéquat et durable.

Recherche/surveillance

1.9 Continuer de sonder le grand public et les jeunes au Canada, à intervalles réguliers, pour vérifier leur sensibilisation, leur niveau de connaissances et leur soutien par rapport aux services associés au VIH. Utiliser les conclusions pour améliorer les programmes de sensibilisation.

1.10 Surveiller les investissements publics et privés dans les programmes et services associés au VIH et utiliser les conclusions pour revendiquer un financement adéquat.

1.11 Réévaluer l'attribution des ressources dédiées au VIH afin d'atteindre des buts communs.

 2. RÉPONDRE AUX FACTEURS SOCIAUX ET AUX INIQUITÉS QUI ALIMENTENT L'ÉPIDÉMIE

JUSTIFICATION

Bien que la majorité des Canadiens connaissent la façon dont le VIH est transmis, peu d'entre eux sont conscients de l'effet qu'ont les déterminants sociaux de la santé sur les risques ou l'importance d'adopter à l'égard du VIH une approche fondée sur la justice sociale et les droits de la personne. Pour plusieurs communautés – gais, personnes qui utilisent des drogues injectables, autochtones et personnes venant de pays où le VIH est endémique – le VIH n'est qu'un des nombreux facteurs qui menacent leur santé. La pauvreté, l'itinérance, les stigmates, les toxicomanies, la violence, les problèmes de maladies mentales non traités, le manque d'emplois, le manque de pouvoir, le manque de choix, le manque de statut juridique (p. ex., des réfugiés sans papiers) et le manque de soutien social créent un environnement favorable au développement et à la propagation du VIH.

Une collectivité qui connaît mieux le lien entre les déterminants de la santé et le VIH soutiendra probablement davantage les programmes et services fondés sur la justice sociale. Par exemple, lorsque les gens comprennent les avantages potentiels des programmes d'échange de seringues, à savoir qu'en plus de réduire les infections, ils consolident les réseaux sociaux, créent un environnement propice à l'apprentissage et améliorent l'accès à d'autres services, ils seront plus enclins à accepter leur présence dans leur communauté.

Les politiques publiques dans plusieurs secteurs, y compris le logement, la fiscalité, les services sociaux, la justice, l'immigration et la stabilisation du revenu peuvent avoir une influence immédiate et directe sur les personnes vivant avec le VIH et les communautés à risque. Par exemple, le manque d'investissement en logement abordable empêche les gens de trouver et de conserver un logement. Les décisions politiques peuvent limiter ou augmenter l'accès aux stratégies de réduction des préjudices tels que les condoms et les seringues propres. Les politiques conçues pour assurer la santé et la sécurité des détenus et des employés des institutions carcérales entrent parfois en conflit avec l'obligation du gouvernement de préserver et de promouvoir la santé des détenus et peuvent les empêcher d'avoir des relations sexuelles sans risque ou de consommer des drogues de façon sécuritaire.

La relation entre la loi criminelle canadienne et la santé et la sécurité des travailleurs du sexe, y compris le risque de contracter le VIH, est ambivalente. De fait, la loi reflète et renforce la stigmatisation et la marginalisation de la prostitution et des travailleurs du sexe. Cette loi et son application restreignent la vie des travailleurs du sexe et leurs choix de travail, ce qui les expose à des niveaux élevés de violence et d'exploitation, de même qu'au risque de contracter le VIH. Dans les faits, les offenses liées à la prostitution en vertu du *Code criminel*, de façon directe ou indirecte, augmentent le risque que ces travailleurs soient victimes de violence et d'autres menaces à leur santé et à leur sécurité[50].

Les personnes qui utilisent des drogues injectables sont particulièrement vulnérables en raison des politiques qui façonnent leur environnement. Les lois canadiennes en matière de stupéfiants poussent les activités reliées aux drogues dans la clandestinité, ce qui fait que les personnes qui utilisent des drogues n'utilisent pas les programmes de réduction des préjudices et de prévention qui pourraient les aider. Lorsque les personnes qui utilisent des drogues sont appréhendés, la plupart aboutissent en prison plutôt qu'en traitement, ce qui augmente leurs risques d'infection. Les récentes mesures visant à décriminaliser la possession de petites quantités de marijuana, à fournir des solutions de rechange à l'emprisonnement et à étendre les programmes de réduction des préjudices pour personnes qui utilisent des drogues sont des exemples de politiques qui tentent de répondre aux causes fondamentales et de réduire les risques.

Les politiques problématiques ne sont pas l'apanage du gouvernement. Les politiques rigides du milieu de travail dans le secteur privé peuvent empêcher une personne séropositive de reprendre le travail ou de travailler à temps partiel et de profiter des avantages sociaux accompagnant l'emploi (p. ex., soutien social, intégration dans la société, contribution à l'économie). L'incidence de ces politiques n'est pas limitée aux personnes

séropositives; elles touchent aussi de nombreuses personnes atteintes de maladies débilitantes de longue durée.

Pour réduire les iniquités sociales qui alimentent l'épidémie, nous devons nous attaquer aux stigmates dans la population en général et dans les communautés les plus touchées par le VIH. Pour être efficaces, les programmes anti-stigmates requerront une participation significative des personnes vivant avec le VIH. Selon une recherche sur la schizophrénie, une autre maladie très stigmatisée, les programmes qui ont le mieux réussi à changer les attitudes du public mettaient les gens en contact direct avec des personnes atteintes de schizophrénie.[51]

RESOURCES

En 2003, le Réseau juridique canadien VIH/sida a beaucoup circulé pour commentaires le *Plan d'action pour agir afin de vaincre les stigmates et la discrimination associés au VIH/sida*, qui établit les mesures que les gouvernements, les organismes, les groupes de défense, les citoyens et les autres devraient prendre pour remplir leurs obligations légales :

- participation des personnes vivant avec le VIH/sida et vulnérables au VIH;

- lutte contre les attitudes stigmatisantes;

- défense des droits;

- amélioration des services;

- renforcement de la recherche et des évaluations.

La version finale du Plan a été publiée au début de 2005.

de Bruyn, Theodore. *Un Plan d'action pour réduire les stigmates et la discrimination liés au VIH/sida*. Réseau juridique canadien VIH/sida. 2004. Disponible avec le fascicule en français ou en anglais à l'adresse http://www.aidslaw.ca/francais/contenu/themes/discrimination.htm.

Au cours des années 80, le soutien social des personnes séropositives au sein de la communauté gaie a aidé les gens à parler ouvertement de leur maladie, à améliorer leur santé, à favoriser et normaliser les pratiques sexuelles sécuritaires. Depuis quelques années, les organismes communautaires de lutte contre le sida rapportent une diminution du soutien

---

[50] Betteridge, G. « Sex, Work, Rights: Reforming Canadian Criminal Laws on Prostitution » Montréal : Réseau juridique canadien VIH/sida, 2005.

[51] Stuart, H. « Stigmatisation. Leçons tirées des programmes visant sa diminution » *Santé mentale au Québec*, vol. 18, n° 1, p. 54-72.

pour les gais nouvellement infectés et une augmentation des stigmates au sein de la communauté gaie.[52] Le VIH est également une maladie très stigmatisée dans les communautés autochtones et parmi les personnes venant de pays où le VIH est endémique. Ces attitudes réduisent les personnes au silence et à l'isolement, et le silence permet au virus de se propager.

En juin 2001, tous les pays membres des Nations Unies, y compris le Canada, ont pris l'engagement d'élaborer des plans nationaux qui aborderaient franchement la question des stigmates et de prendre d'autres mesures pour éliminer toutes les formes de discrimination et protéger les droits de la personne. Ce plan d'action est une étape de cet engagement.

RÉSULTATS VISÉS

- La dignité et la valeur de chaque personne seront reconnues;

- Les personnes et les communautés à risque auront accès à l'éducation, à la sécurité du revenu, au logement, au soutien social et à l'emploi dont elles ont besoin pour maintenir et améliorer leur état de santé et pour réduire leur vulnérabilité au VIH;

- Les personnes séropositives vivront plus longtemps et en meilleure santé, à l'abri des stigmates et de la discrimination, et tous leurs besoins de base sont comblés;

- Les communautés collaboreront pour donner aux personnes vivant avec le VIH et aux communautés à risque, un accès à l'ensemble des services sociaux et sanitaires;

- Tous les gouvernements auront mis en place des lois et des politiques de soutien qui font la promotion de la santé et réduisent ou éliminent les iniquités sociales qui alimentent l'épidémie.

OBJECTIFS

Pour les personnes
D'ici 2010 :

- La proportion de personnes séropositives et vivant dans la pauvreté diminuera;

- La proportion de personnes séropositives et dépendant des banques alimentaires diminuera;

- La proportion de personnes séropositives vivant dans un logement abordable et approprié augmentera;

- La proportion de personnes séropositives qui rapportent avoir accès à des emplois flexibles et adaptés au VIH augmentera;

- La proportion de personnes séropositives qui rapportent avoir des réseaux importants de soutien social augmentera;

- La proportion de personnes séropositives souffrant de dépressions non traitées diminuera;

- Le nombre de rapports de stigmatisation et de discrimination en matière de logement, d'emploi ou autres diminuera;

- La proportion de personnes séropositives qui rapportent se sentir stigmatisées par leur maladie diminuera;

- Les gais, les autochtones et les personnes venant de pays où le VIH est endémique qui vivent avec le VIH recevront plus de soutien au sein de leur propre communauté ethnique ou culturelle;

- La proportion de Canadiens qui se sentent à l'aise de travailler avec une personne séropositive passera de 70 p. cent à 90 p. cent;

- La proportion de parents canadiens qui se sentent à l'aise de voir leurs enfants fréquenter une école où il y a un étudiant séropositif passera de 57 p. cent à 80 p. cent.

Pour les organismes et les communautés
D'ici 2010 :

- Les organismes élaboreront des programmes pour réduire les iniquités sociales qui alimentent l'épidémie;

- Les communautés à risque (c.-à-d. les personnes qui utilisent des drogues injectables, les autochtones, les personnes venant de pays où le VIH est endémique, les détenus) rapporteront des améliorations mesurables de leur accès à des services sociaux et sanitaires complets et appropriés, y compris le logement, le revenu et les programmes de réduction des préjudices/promotion de la santé;

- Les organismes qui offrent des services aux personnes séropositives et aux communautés à risque recevront du soutien pour réduire les stigmates et la discrimination reliés au VIH dans leurs communautés respectives;

---

[52] Communication verbale. Ontario AIDS Network. 2003.

- Les communautés à risque élaboreront et mettront en place des stratégies visant à augmenter le soutien social pour leurs membres qui vivent avec le VIH.

Pour les gouvernements
D'ici 2010 :

- Les gouvernements mettront en œuvre des plans à long terme pour répondre aux stigmates et à la discrimination reliés au VIH;

- Le VIH/sida sera inscrit à l'ordre du jour des discussions intergouvernementales au sujet de la santé et du bien-être, particulièrement en milieu urbain;

- Les gouvernements auront élaboré des plans concrets pour changer toute politique ou loi qui entrave les efforts visant à enrayer l'épidémie;

- Les gouvernements auront pris des mesures importantes pour adopter une approche axée sur la santé et les droits de la personne (par opposition à une approche axée sur la criminalité) à l'égard de la consommation de drogues;

- Les gouvernements donneront aux personnes qui vivent avec le VIH l'occasion de participer davantage aux décisions, aux organisations et aux programmes gouvernementaux.

ACTIVITÉS
Droits de la personne

2.1 Poursuivre des initiatives communes – locales, provinciales, territoriales et fédérales – permettant d'accroître la sensibilisation aux facteurs sous-jacents qui contribuent à l'épidémie et favoriser le changement.

2.2 Mettre en application les lois, politiques et autres mesures conçues pour protéger les droits des personnes séropositives et utiliser d'autres mesures, y compris les communications et l'éducation, pour sensibiliser le public aux questions des droits de la personne.

2.3 Financer les initiatives qui pourraient réduire les iniquités sociales (p. ex., initiatives axées sur la violence familiale, programmes conçus pour réduire la violence physique et sexuelle, programmes visant à la réduire les préjudices).

2.4 Rendre l'aide juridique accessible aux personnes vivant avec le VIH et à celles à risque qui subissent de la discrimination ou une violation des droits de la personne.

2.5 Créer un environnement juridique et politique qui préserve la santé des personnes qui utilisent des drogues injectables en examinant et, si nécessaire, en changeant les lois actuelles pour refléter une approche axée sur les droits de la personne; réduire le fardeau du système de justice pénale et assurer que les personnes qui utilisent des drogues injectables ont le même accès aux services de santé que les non-consommateurs.

2.6 Créer un environnement qui préserve la santé des détenus des prisons en examinant et, si nécessaire, en changeant les politiques qui ont un impact négatif sur leur santé et sur leur accès à des services reliés au VIH existants dans la communauté.

2.7 Créer un environnement qui préserve la santé des travailleurs du sexe en examinant et, si nécessaire, en changeant les politiques locales, provinciales, territoriales et fédérales qui ont un impact négatif sur leur santé.

2.8 Examiner d'autres lois, politiques et pratiques des secteurs public et privé et changer celles qui nuisent à la prévention du VIH, à son diagnostic, aux soins, aux traitements et au soutien.

Sécurité du revenu, logement et emploi

2.9 Établir des données de référence sur les déterminants sociaux de la santé (c.-à-d. le nombre de personnes séropositives aux prises avec des problèmes de pauvreté, de sécurité alimentaire, de logement, de soutien social, d'emploi, de dépression, de discrimination).

2.10 Examiner et, si nécessaire, changer les politiques et pratiques d'aide sociale ainsi que les lois, politiques et pratiques en matière d'assurances pour procurer aux personnes vivant avec le VIH et aux personnes à risque une meilleure sécurité du revenu.

2.11 Examiner et, si nécessaire, changer les politiques et pratiques en matière de logement – municipales, provinciales, territoriales et fédérales – pour donner aux personnes vivant avec le VIH et aux communautés à risque un meilleur accès à un logement abordable et approprié.

2.12 Examiner et, si nécessaire, changer les lois, politiques et pratiques en matière d'emploi pour donner aux personnes vivant avec des maladies débilitantes à long terme un meilleur accès aux emplois adaptés à leurs incapacités.

Stigmates et discrimination

2.13 Mettre en œuvre des initiatives axées sur la communication/l'éducation, dont des programmes éducatifs adaptés à l'âge des enfants et des jeunes, conçus pour lutter contre tous les types de discrimination (c.-à-d. le racisme, l'homophobie, le sexisme), la violence et les abus.

2.14 Mettre en œuvre des programmes éducatifs conçus pour changer les attitudes négatives du public à l'égard des consommateurs de drogues et rendre les gens plus réceptifs aux initiatives de réduction des préjudices dans leur communauté.

2.15 À tous les niveaux – fédéral, provincial, territorial et local – améliorer la capacité de répondre immédiatement à toute forme de discrimination associée au VIH.

2.16 Mettre en œuvre des programmes visant à éliminer les stigmates et la discrimination associés au VIH et qui donnent aux gens l'occasion d'entrer en contact direct avec des personnes séropositives.

2.17 Créer au sein des communautés gaies, autochtones et ethnoculturelles un environnement qui réconforte les personnes séropositives et qui consolide leur place au sein de la communauté.

Recherche/surveillance

2.18 Effectuer des enquêtes régulières auprès des personnes vivant avec le VIH et des communautés à risque, pour évaluer leur accès au revenu, au logement, à l'emploi et au soutien social ainsi que leurs expériences relatives aux stigmates et à la discrimination, en se servant de données sur les populations vulnérables recueillies d'une façon qui respecte leur droit à la confidentialité et à la vie privée.

2.19 Mieux comprendre les relations entre la connaissance, les contacts personnels et la distance sociale pour éclairer les programmes visant à réduire les stigmates et la discrimination.

3. INTENSIFIER LES PROGRAMMES DE PRÉVENTION

JUSTIFICATION

Le VIH est d'abord et avant tout une maladie évitable. Les communautés les plus vulnérables au VIH ont besoin de programmes ciblés, fondés sur des stratégies de prévention qui tiennent compte de la culture et du genre, et qui sont adaptés à l'âge des bénéficiaires. Elles ont également besoin de nouveaux outils de prévention qui amélioreront sensiblement leur capacité à se protéger, tels que les vaccins préventifs et les microbicides. Il y a un lien direct entre l'intensification de la prévention et la consolidation du diagnostic, des soins, des traitements et du soutien. Les personnes qui ne connaissent pas encore leur infection seront en mesure d'accéder aux services dont elles ont besoin et de contribuer davantage à la diminution des infections éventuelles.

Les gais

Les hommes ayant des relations sexuelles avec d'autres hommes (HARSAH) (y compris les gais et les bisexuels) forment toujours le groupe le plus touché par le VIH/sida. En 2002, ils représentaient 58 p. cent des 56 000 personnes séropositives et 40 p. cent de toutes les nouvelles infections (une augmentation par rapport au taux de 38 p. cent de nouvelles infections en 1999). Au cours des dernières années, il y a également eu un accroissement du nombre d'HARSAH qui ont contracté d'autres infections transmises sexuellement telles que la syphilis. Ces tendances indiquent que les gais ont des comportements sexuels plus risqués.

RESSOURCES

- Valoriser la vie des gais;
  www.times10.org/hiv92001.htm
- Renouveler la prévention auprès des gais et des bisexuels;
  www.actoronto.org/website/research.nsf/pages/renewinghivprevention
- L'enquête ontarienne auprès des hommes.
  www.mens-survey.ca

Les conclusions de deux récentes études portant sur les comportements sexuels et les attitudes chez les gais et les bisexuels démontrent bien qu'il faut faire plus d'efforts de prévention :[53, 54]

- une proportion importante des gais sous-estiment ou ignorent les risques rattachés à leur séropositivité : 27 p. cent des hommes séropositifs (selon un test de salive) n'étaient pas au courant de leur infection;

- plus d'hommes (25 p. cent selon l'une des études) ont des relations sexuelles non protégées avec des partenaires mâles occasionnels, et la proportion de gais ayant des relations sexuelles anales non protégées, une activité sexuelle à risque élevé, a presque doublé au cours de la dernière décennie;

- beaucoup d'hommes délaissent le sexe sécuritaire pour obtenir un partenaire qu'ils désirent, pour se sentir eux-mêmes désirés ou lorsque leur jugement est faussé par l'alcool ou les drogues;

- la dépression rend les hommes plus vulnérables aux relations sexuelles non protégées;

- 45 p. cent des gais dans l'une des études disent ne jamais divulguer leur état sérologique (positif ou négatif) à des partenaires occasionnels;

- les suppositions que font les gais sur l'état de leurs partenaires sexuels pourraient les mettre en danger. Par exemple, plusieurs hommes séronégatifs assument qu'un partenaire qui ne demande pas d'utiliser un condom est lui aussi séronégatif alors que plusieurs hommes séropositifs assument que les partenaires qui acceptent d'avoir des relations sexuelles non protégées sont séropositifs;

- bien que la plupart des hommes adoptent des pratiques sexuelles sans risque et utilisent le condom, une proportion importante rapporte que le condom est une source de difficultés érectiles, de fuites et de bris;

- les gais sont généralement bien informés; pour être efficaces, les initiatives de prévention devraient reconnaître cette base de connaissances et en tirer parti.

Parmi les gais et les bisexuels, certains groupes semblent être plus à risque, comme les jeunes gais qui assument que le VIH est un problème de « vieux » ou qui sont vulnérables en raison de la pauvreté, de l'itinérance ou d'un rapport de force dans leurs relations; les gais qui viennent tout juste de « sortir du placard » et qui peuvent ne pas avoir autant de connaissances; les hommes issus de cultures où il existe une grande discrimination à l'endroit des homosexuels; et les gais plus âgés qui, en raison de la grande importance accordée à l'attrait physique dans la culture gaie, sont disposés à prendre plus de risques pour avoir une relation sexuelle.[55] Selon les gais plus âgés qui ont participé à un groupe de consultation pour élaborer ce Plan d'action, l'utilisation croissante du Viagra et les attentes sexuelles de plus en plus élevées sont également des facteurs qui influencent les relations sexuelles non protégées.[56]

Les conclusions de cette recherche servent de base à des stratégies de prévention qui suscitent des discussions dans la communauté sur la façon d'interpréter les messages de risque, de négocier le sexe sécuritaire et de gérer les relations.

[53] Adams, B.D., Husbands, W. et al. « Renewing HIV Prevention for Gay and Bisexual Men. A Research Report on Safer Sex Practices Among High Risk Men and Men in Couples in Toronto », 2003.

[54] Myers T, Allman D. et al. « Ontario Men's Survey », Université de Toronto, 2004.

[55] Notes du Groupe de consultation d'Ottawa. « Consultation sur le Plan d'action », janvier 2004.

[56] Ibid.

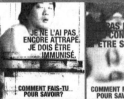 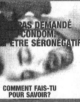 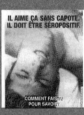
Les personnes qui utilisent des drogues injectables

Le Canada compte entre 75 000 et 125 000 personnes qui s'injectent des drogues telles que l'héroïne, la cocaïne ou les amphétamines.[57] Bien que la majorité des personnes qui utilisent des drogues injectables vivent dans de grands centres urbains tels que Toronto, Vancouver et Montréal, l'utilisation des drogues injectables a également été rapportée dans plusieurs villes et municipalités moins importantes et dans des communautés rurales. Les personnes qui s'injectent des drogues sont très exposées à des problèmes de santé associés à leur consommation de drogues, notamment aux surdoses et aux infections. Lorsqu'elles partagent des seringues pour s'injecter des drogues, les risques de contracter le VIH et l'hépatite C sont extrêmement élevés. La proportion des personnes qui utilisent des drogues injectables qui rapportent partager des seringues varie considérablement, mais elle est extrêmement élevée dans plusieurs communautés : 76 p. cent à Montréal (Bruneau et al., 1997), 69 p. cent à Vancouver (Strathdee et al., 1997), 64 p. cent dans une communauté semi-rurale de la Nouvelle-Écosse (Stratton et al., 1997), 54 p. cent dans la ville de Québec (Bélanger et al., 1996) et à Calgary (Elnitsky et Abernathy, 1993), 46 p. cent à Toronto (Myers et al., 1995) et 37 p. cent à Hamilton-Wentworth (DeVillaer et Smyth, 1994).[58]

Les personnes qui utilisent des drogues comptaient pour environ 20 p. cent des personnes séropositives au Canada et pour 30 p. cent des nouvelles infections en 2002. Cette année-là, entre 800 et 1 600 personnes qui utilisent des drogues sont devenus séropositifs. Cette population demeure très vulnérable.

Les programmes de prévention qui visent à réduire les méfaits associés aux injections – tels que les programmes d'échange de seringues, les traitements à la méthadone et autres thérapies de substitution, et les sites d'injection sécuritaires – sont très efficaces pour réduire les risques de transmission du VIH et de l'hépatite C chez les personnes qui utilisent des drogues.[59] Ces initiatives de réduction des préjudices sont même plus efficaces lorsqu'elles sont combinées à une augmentation de la participation significative des des personnes qui utilisent des drogues, y compris le support d'organisations des personnes qui utilisent des drogues,[60, 61, 62] et d'autres services qui répondent à des besoins sanitaires et sociaux plus vastes et plus complexes tels que les programmes de diffusion, l'accès facile aux soins primaires sans jugement de valeur, l'accès à un logement stable et à la nourriture, les programmes de traitement des toxicomanies et la collaboration avec les systèmes judiciaires et d'application de la loi.[63] À mesure qu'on établit le lien entre

[57] Single, E., Rehm, J. et al. « The relative risks and aetiologic fractions of different causes of disease and death attributable to alcohol, tobacco and illicit drug use in Canada », Journal de l'Association médicale canadienne, n° 162, p. 1669-1675, 2000.

[58] Réseau juridique canadien VIH/sida. « L'injection de drogue et le VIH/sida : questions juridiques et éthique ». novembre 1999.

[59] Agence de santé publique du Canada. « Réduction des préjudices et utilisation des drogues injectables : une étude comparative internationale des facteurs contextuels qui influencent le développement et la mise en oeuvre des politiques et programmes pertinents », 2001.

[60] Broadhead RS, Heckathorn DD, Altice FL et al. «Increasing drug users' adherence to HIV treatment: results of a peer-driven intervention feasibility study», Social Science and Medicine, volume 55 n° 2, p. 235-46, 2002.

[61] Wood E, Kerr T, Spittal PM et al. «An external evaluation of a peer-run 'unsanctioned' syringe exchange program », Journal of Urban Health, volume 80 n° 3 p.455-64, 2003.

[62] Kerr T, Small, W., Peeace, W., Douglas, D., Pierre, A., Wood, E. «Harm reduction by a "user-run" organization: A case study of the Vancouver Area Network of Drug Users (VANDU) ». International J Drug Policy. À l'impression.

[63] Agence de santé publique du Canada. « Réduction des préjudices et utilisation des drogues injectables : une étude comparative internationale des facteurs contextuels qui influencent le développement et la mise en œuvre des politiques et programmes pertinents », 2001.

la dépression et la dépendance, il est possible qu'un meilleur accès aux services de santé mentale et de traitement de la dépression puisse également aider à réduire les risques de transmission du VIH, de l'hépatite C ainsi que d'autres préjudices associés à la consommation de drogues.[64] Bien que certaines parties du Canada aient adopté des programmes novateurs de réduction des préjudices pour les personnes qui utilisent des drogues, les services actuellement disponibles ne répondent pas à leurs besoins. Par exemple, nous n'avons pas suffisamment de programmes d'échange de seringues, et plusieurs des programmes existants sont trop limités du point de vue des heures d'ouverture et du nombre de seringues distribuées pour répondre aux besoins.[65] L'accès aux traitements à la méthadone est également limité dans beaucoup d'endroits au pays. Le Canada n'a qu'un seul site d'injection supervisé, et les règles imposées par le législateur sont plus strictes que dans tous les autres pays possédant des sites d'injection supervisés, ce qui en restreint l'accès. Par exemple, les règles ne permettent pas à une personne d'en piquer une autre, ce qui limite l'accès à ce service pour, par exemple, plusieurs femmes qui utilisent des drogues dépendent de leurs partenaires pour les piquer.

> Vancouver a innové dans sa réponse à l'utilisation de drogues injectables. Un rapport de discussion publié récemment, « *Un cadre pour l'action : une approche en quatre étapes au problème de drogue à Vancouver* », lance un appel urgent pour développer et mettre en œuvre un cadre global coordonné d'intervention visant à lutter contre la toxicomanie à Vancouver. Le cadre vise à équilibrer l'ordre public et la santé publique et demande la mise en place d'une stratégie rigoureuse et globale en matière de drogues qui incorpore quatre étapes : la prévention, le traitement, l'application des lois et la réduction des méfaits. Il s'agit d'un cadre qui assure un continuum de soins pour les toxicomanes et un soutien aux communautés affligées par la consommation de drogues.
>
> www.city.vancouver.bc.ca/ctyclerk/ newsreleases2000/nrdraftdrugpaper.htm

Pour être efficaces, les programmes de prévention pour les personnes qui utilisent des drogues doivent répondre aux risques de transmission par le partage de seringues, mais aussi par les relations sexuelles. Les partenaires sexuels des personnes qui utilisent des drogues courent de grands risques même s'ils ne s'injectent pas de drogues eux-mêmes. Par exemple, les risques pour les femmes et les jeunes personnes qui utilisent des drogues peuvent être particulièrement élevés parce qu'ils peuvent être dépendants sur le plan financier et ainsi incapables de négocier des pratiques sexuelles ou de consommation de drogues sans risque.

Les autochtones

En 2002, on a estimé qu'entre 3 000 et 4 000 autochtones étaient séropositifs au Canada, soit de 5 à 8 p. cent de tous les cas diagnostiqués de VIH, comparé aux environ 6 p. cent estimé en 1999. Il est à noter que les autochtones ne forment environ que 3 p. cent de la population du pays.[66] Les taux documentés de séropositivité sont particulièrement élevés dans l'Ouest canadien. Par exemple, entre 1995 et 1997, les autochtones de la Colombie-Britannique comptaient pour 15 à 18 p. cent des infections nouvellement diagnostiquées.[67] Entre 1993 et 1998, 26 p. cent des personnes séropositives nouvellement diagnostiquées en Alberta étaient autochtones.[68]

Les autochtones canadiens sont préoccupés par le fait que la plupart des administrations ne recueillent pas d'informations sur l'ethnicité des personnes déclarées séropositives. De plus, ces données sont fondées principalement sur les informations recueillies auprès des Premières nations et n'incluent pas les Métis, les Inuits ou les autochtones vivant hors des réserves.

En raison du manque de données cohérentes, il est difficile de connaître l'étendue précise de l'épidémie au sein de cette population; toutefois, les taux élevés de pauvreté, d'alcoolisme et de consommation de drogues, l'impact à long terme de la discrimination, la perte de la culture, l'héritage de violence dans les pensionnats, la mobilité de cette population (en et hors réserves) et le taux élevé d'incarcération rendent les autochtones extrêmement vulnérables.

[64] Santé Canada. «Inventaire national des programmes - Troubles concomitants de santé mentale et d'alcoolisme et de toxicomanie». 2002.

[65] Wood E, Tyndall MW, Spittal P, et al. «Needle exchange and difficulty with needle access during an ongoing HIV epidemic». nternational Journal of Drug Policy. Vol.13 N° 2. P.95-102.2002

[66] Santé Canada. « Estimations de la prévalence et de l'incidence du VIH au Canada, 2002. » Rapport sur les maladies transmissibles au Canada,1er décembre 2003, vol. 29, n° 23.

[67] BC Aboriginal HIV/AIDS Task Force. « The Red Road: Pathways to Wholeness. An Aboriginal Strategy for HIV and AIDS in BC. »

[68] Alberta Aboriginal HIS/AIDS Strategy 2001-2004. « Healthy Response to HIV/AIDS », Santé Canada/Alberta Health and Wellness, 2001.

Parmi les 250 à 450 autochtones nouvellement infectés en 2002, les principaux vecteurs d'infection étaient l'utilisation de drogues injectables (63 p. cent), la transmission hétérosexuelle (18 p. cent), les hommes ayant des relations sexuelles avec d'autres hommes (12 p. cent), et l'utilisation de drogues injectables/hommes ayant des relations sexuelles avec d'autres hommes (7 p. cent).[69]

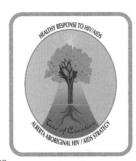

Bien que le VIH soit un problème de plus en plus grave dans les communautés autochtones, il ne s'agit là que d'un de leurs nombreux problèmes sociaux et sanitaires. Pour cette raison, les cinq Stratégies autochtones élaborées au Canada (C.-B., Alberta, Ontario, Québec, Réseau canadien autochtone du sida) abordent le VIH dans le cadre d'un défi plus important : créer des communautés saines. Au sein des communautés autochtones, les initiatives de prévention du VIH doivent cibler les femmes et les bi-spirituels tout autant que les problèmes sous-jacents de pauvreté, de chômage, de stigmates, d'abus d'alcool et d'autres drogues, ainsi que d'estime de soi.

Pour être efficaces, les approches seront dirigées par les autochtones et imprégnées de la culture et de la guérison autochtones ainsi que de l'interrelation entre le corps, l'esprit et l'âme. Elles seront également intégrées à d'autres problèmes de santé importants chez les autochtones, tels que le diabète, le tabagisme et l'alcoolisme, et encourageront les gens à s'aimer et à se soigner.[70] Le leadership, l'innovation et un engagement à long terme seront essentiels. Comme le mentionne l'une des Stratégies autochtones du Canada : « Rejetez les idées toutes faites et identifiez ce qui ne fonctionne pas aussi bien. Mais ne cessez jamais votre quête … essayez encore ou essayez autre chose. Le VIH nous a enseigné …

que nous ne pouvons pas combler seuls tous nos besoins – nous avons besoin les uns des autres pour nous soutenir et nous guider, nous devons être des mentors, des écoutants et des activistes, pour nous encourager, nous secouer et nous remettre en question au besoin. »[71]

Les personnes venant de pays où le VIH est endémique

Dans une grande partie de l'Afrique et plusieurs pays des Caraïbes, le VIH est endémique. Mais le VIH n'est pas seulement un drame pour les citoyens de ces pays, c'est aussi un drame pour les Africains et les Antillais qui s'établissent dans d'autres parties du monde. Au cours des 40 dernières années, de plus en plus d'Africains et d'Antillais ont immigré au Canada. La plupart (plus de 90 p. cent) se sont établis en Ontario et au Québec.

- Selon les données de L'Agence de santé publique du Canada, il y avait en 2002 entre 3 700 et 5 700 personnes séropositives au sein de la population née dans un pays où le VIH est endémique, ce qui représente entre 7 et 10 p. cent des personnes infectées au Canada;[72]

- Entre 1999 et 2004, la proportion de tests positifs pour le VIH attribués à des personnes venant d'un pays où le VIH est endémique est passée de 4,2 p. cent à 7,6 p. cent;[73]

- Les communautés africaines et antillaises de l'Ontario comptent 2 071 des 21 453 personnes séropositives en Ontario. Celles-ci ne représentaient que 6,7 p. cent des cas entre 1985 et 1998, mais 22 p. cent pour les années 2001 et 2002. Le taux de séropositivité chez les Ontariens venant de pays où le VIH est endémique est 50 fois plus élevé que dans d'autres populations hétérosexuelles ontariennes qui ne s'injectent pas de drogues.[74]

- Le risque n'est pas limité aux nouveaux immigrants. En Ontario, 30 à 45 p. cent des nouvelles infections chez les Canadiens originaires d'Afrique ou des Caraïbes sont contractées au Canada;

[69] Santé Canada. « Estimations de la prévalence et de l'incidence du VIH au Canada, 2002. » Rapport sur les maladies transmissibles au Canada,1er décembre 2003, vol. 29, n° 23.

[70] Consultation de Vancouver

[71] BC Aboriginal HIV/AIDS Task Force. « The Red Road: Pathways to Wholeness. An Aboriginal Strategy for HIV and AIDS in BC. »

[72] Santé Canada. « Estimations de la prévalence et de l'incidence du VIH au Canada, 2002. » Rapport sur les maladies transmissibles au Canada,1er décembre 2003, vol. 29, n° 23.

[73] Agence de santé publique du Canada. « Le VIH et le sida au Canada. Rapport de surveillance en date du 31 décembre 2004 », Division de l'épidémiologie et de la surveillance du VIH/sida, Centre de prévention et de contrôle des maladies infectieuses, Agence de santé publique du Canada, 2005.

[74] Remis, R. « L'épidémiologie de l'infection par VIH chez les personnes venant de pays où le VIH est endémique en Ontario : mise à jour jusqu'en 2002 ».

Prévalence modélisée du VIH parmi les personnes nées en Afrique subsaharienne ou dans les Caraïbes. Ontario 1981-2002 [75]

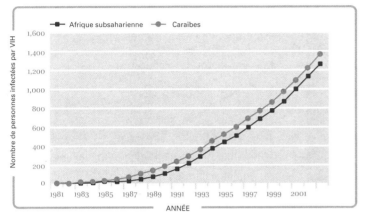

Les détenus

« En entrant en prison, les détenus sont condamnés à l'incarcération pour les crimes qu'ils ont commis; ils ne devraient pas être condamnés au VIH, ni au sida. Il ne fait aucun doute que les gouvernements ont l'obligation morale et légale de prévenir la propagation du VIH/sida parmi les détenus et le personnel des prisons et de prendre soins des gens qui en sont déjà atteints. Ils ont également la responsabilité d'empêcher sa propagation dans les collectivités. Les détenus font partie de la communauté : ils en sont issus et ils y retourneront. La protection des détenus, c'est la protection de l'ensemble de la population. » (traduction libre) [77]

- Au sein de cette population, le virus est propagé principalement par des contacts hétérosexuels. En raison du fait que les femmes sont plus vulnérables que les hommes au VIH dans les relations hétéro-sexuelles, les Africaines et les Antillaises courent un plus grand risque[76]. La majorité des bébés séropositifs en Ontario sont nés de femmes venant de régions endémiques;

- La propagation rapide et croissante du VIH dans les communautés africaines et antil-laises au Canada est alimentée par les stigmates associés au VIH, aux défis qui attendent les nouveaux immigrants (c.-à-d. problèmes d'installation, de pauvreté, de dépendance financière, de racisme et de stigmates), les attitudes culturelles, le manque de soutien de la part de la communauté élargie ainsi que le manque d'efforts globaux, coordonnés et ciblés de prévention. Nous devons intervenir dès maintenant pour nous attaquer aux facteurs sous-jacents et fournir des services à cette communauté.

Au Canada, la proportion de personnes séropositives connues qui sont détenues dans des établissements correctionnels fédéraux (2,01 p. cent) est passablement plus importante qu'au sein de la population canadienne en entier (0,16 p. cent)[78]. En 1989, il y avait 14 détenus dans les établissements correctionnels canadiens que l'on savait séropositifs; en 2002, ce nombre était de 251 (selon des données préliminaires).[79] Comme il est possible que beaucoup de détenus ignorent être infectés

> « Nous avons une obligation envers les détenus et envers la communauté, celle de protéger les gens contre les infections durant leur incarcération. Ceci requiert la mise en place de mesures radicales avant qu'il ne soit trop tard. L'infection d'une personne qui est sous la garde de la société, parce que cette personne n'a pas facilement accès à des moyens d'autoprotection et parce que la société a préféré s'en abstenir, est une situation inacceptable... En tant que communauté, nous devons prendre toutes les mesures nécessaires pour protéger tout autant les agents de prison que les détenus. En les protégeant, nous protégeons aussi la société. »
>
> Juge Kirby de la Haute Cour d'Australie

[75] Ibid.

[76] Des estimés conservateurs indiquent que le risque est de deux à quatre fois plus élevé pour les femmes. Hankins, Catherine. « Transmission sexuelle du VIH chez les femmes dans les pays industrialisés », Rapp trimest. statist. sanit. mond. vol. 49, p. 106, Société canadienne du sida. « Campagne de sensibilisation nationale 1997/98 sur le sida : le visage changeant du sida », Ottawa, Société canadienne du sida,1997. Module 2-4.

[77] Commission des droits de l'homme des Nations Unies (cinquante-deuxième session, point 8 à l'ordre du jour). Le VIH/sida dans les prisons – Déclaration par ONUSIDA. Genève, Suisse, avril 1996.

[78] Réseau juridique canadien VIH/sida. « Le VIH/sida et l'hépatite C dans les prisons : les faits », 2004. Disponible en ligne à l'adresse : http://www.aidslaw.ca/francais/Contenu/themes/prisons/f-pfact1.htm

[79] « Prévention et contrôle des maladies infectieuses dans les pénitenciers fédéraux canadiens 2000-01, un rapport du système de surveillance des maladies infectieuses des Services correctionnels du Canada », Ottawa, SCC, 2003.

ou n'aient pas révélé leur état, le nombre réel de détenus séropositifs pourrait en fait être beaucoup plus élevé. Des études menées dans les prisons provinciales démontrent également que le taux de séropositivité parmi les détenus est au moins 10 fois plus élevé que dans la population générale et varie de 1 à 8,8 p. cent.[80]

Le taux d'hépatite C parmi les détenus est même plus élevé que celui du VIH : en 2002, 3 173 cas d'hépatite étaient recensés chez les détenus : 25 p. cent chez les hommes et 34 p. cent chez les femmes.[81] Les taux élevés de VIH et d'hépatite C dans les établissements correctionnels mettent en danger tous les détenus qui utilisent des drogues injectables ou qui ont des relations sexuelles et des méthodes de tatouage non sécuritaires.

La plupart des systèmes carcéraux au Canada ont pris certaines mesures pour protéger les détenus (et, par conséquent, le public) en leur donnant de l'information, accès à des condoms, des digues dentaires et des lubrifiants, ainsi que des traitements à la méthadone à ceux qui avaient une dépendance aux opiacés avant d'être incarcérés. Toutefois, la disponibilité et l'accessibilité de ces mesures et d'autres mesures de prévention varient largement, et le Canada accuse un retard par rapport à d'autres pays qui ont instauré des programmes intégrés de réduction de méfaits dans les prisons, y compris des programmes de distribution de seringues.

Les programmes de prévention intégrés dans les établissements correctionnels réduiront les risques pour les détenus et, puisque la plupart d'entre eux réintégreront la société, ces programmes réduiront également les risques pour l'ensemble de la société canadienne.

Les femmes et la transmission hétérosexuelle

Plus du quart des infections au VIH diagnostiquées et déclarées en 2004 touchent les femmes, ce qui représente un changement notable par rapport aux années antérieures à 1995, où elles représentaient moins de 10 p. cent des cas. L'augmentation la plus

élevée se remarque dans le groupe des jeunes de 15 à 29 ans, où les femmes comptaient pour 13,2 p. cent des cas rapportés entre 1985-1994, contre 42,2 p. cent en 2004[82]. Beaucoup de ces femmes sont autochtones, viennent d'un pays où le VIH est endémique, s'injectent des drogues ou ont des relations sexuelles avec une personne qui s'injecte des drogues ou qui a eu des relations sexuelles avec d'autres hommes.

Le taux croissant de séropositivité chez les femmes reflète le fait que celles-ci sont plus vulnérables que les hommes à la transmission du VIH sur les plans biologique, économique, social et culturel.[83] La pauvreté entraîne souvent des situations où les femmes offrent les relations sexuelles pour pouvoir survivre; la dépendance économique limite la capacité des femmes de mettre un terme à des relations dangereuses ou de négocier des pratiques sexuelles sans risque avec leurs partenaires. La violence familiale, la violence sexuelle, les abus et la cœrcition empêchent les femmes de se protéger. Les femmes qui vivent des relations violentes ou qui craignent la violence ne peuvent pas négocier des pratiques sexuelles sécuritaires avec leurs partenaires.[84] Il est possible que les femmes qui courent le plus de risques n'aient pas les connaissances, les ressources ou le pouvoir nécessaire dans le cadre de leurs relations pour se protéger des infections. Parce que la capacité des femmes de s'assurer que leurs partenaires utilisent un condom ou adoptent des pratiques sexuelles sans risque est souvent limitée, il faut faire tous les efforts possibles pour développer des outils de prévention que les femmes elles-mêmes peuvent contrôler et utiliser pour protéger leur santé, comme des microbicides et des vaccins préventifs. Le Canada doit financer adéquatement l'élaboration de stratégies de prévention pour les femmes.

Parce que les femmes sont extrêmement vulnérables à la transmission du VIH par des contacts hétérosexuels, il faut faire tous les efforts possibles pour surveiller les infections et s'assurer que les programmes de prévention rejoignent les femmes à risque. L'Ontario

[80] Jurgens, R. « Le VIH/sida dans les prisons : Rapport final », Montréal : Réseau juridique canadien VIH/sida et Société canadienne du sida, 1996. Landry, S. et al. « Étude des prévalences du VIH et du VHC chez les personnes incarcérées au Québec et pistes pour l'intervention », *Journal canadien des maladies infectieuses*, 2004, 15 (Supp. A), 50A (résumé 306).

[81] Réseau juridique canadien VIH/sida. « Le VIH/sida et l'hépatite C dans les prisons : les faits », 2004. Disponible en ligne à l'adresse : http://www.aidslaw.ca/francais/Contenu/themes/prisons/f-pfact1.htm

[82] Agence de santé publique du Canada. « Le VIH et le sida au Canada. Rapport de surveillance en date du 31 décembre 2004 », Division de l'épidémiologie et de la surveillance du VIH/sida, Centre de prévention et de contrôle des maladies infectieuses, Agence de santé publique du Canada, 2005.

[83] Csete, J. « Not as simple as ABC: Making real progress on women's rights and AIDS. Human Rights Watch », 9 juillet 2004.

[84] Ibid.

collabore actuellement avec l'Agence de santé publique du Canada dans le cadre d'une étude sur les facteurs de risque relatifs à toutes les nouvelles infections hétérosexuelles chez les femmes. Les résultats orienteront les programmes de prévention destinés aux femmes et assureront que les initiatives destinées aux populations vulnérables (p. ex., autochtones, personnes venant de pays où le VIH est endémique, personnes qui utilisent des drogues injectables) incluent des programmes adaptés aux femmes.

Les jeunes à risque

Au Canada, beaucoup de jeunes sont exposés à un risque élevé d'infection par VIH, notamment les jeunes de la rue, les jeunes nomades, les jeunes qui s'injectent des drogues, les gais et les jeunes autochtones. Pour prévenir la propagation du VIH chez les jeunes, tous les programmes de prévention ciblant les communautés à risque devraient inclure des informations adaptées à l'âge et des initiatives dirigées par des jeunes, pour des jeunes. De plus, les organismes au service des jeunes marginalisés ou nomades devraient participer directement à la diffusion des messages et des moyens de prévention du VIH/réduction des méfaits dans le cadre de programmes plus vastes de santé et de soutien social.

Les bébés nés de femmes séropositives

Le Canada a fait des progrès en matière de réduction du nombre de bébés séropositifs à la naissance. Bien que le nombre de bébés nés de femmes séropositives soit passé de 87, en 1993, à 163, en 2004, durant ce temps, le pourcentage de cas confirmés a chuté de 47 à 2 p. cent.[85, 86] Le changement est surtout attribuable à l'efficacité des stratégies de prévention de la transmission mère-enfant, dont le traitement antirétroviral durant la grossesse et le recours aux césariennes. Pour avoir recours à ces stratégies, cependant, il faut d'abord connaître la séropositivité de la mère. En offrant aux femmes enceintes un test de dépistage du VIH, on peut rapidement déceler celles qui sont infectées et leur fournir le traitement approprié.

Des programmes de tests de dépistage prénataux sont maintenant en place dans toutes les provinces et territoires du Canada. Parce que de plus en plus de femmes autochtones, de femmes venant de pays où le VIH est endémique et de femmes utilisant des drogues injectables deviennent séropositives, il faut faire un effort spécial pour assurer que ces femmes ont accès à de l'information culturellement adaptée au sujet des avantages des tests de dépistage durant la grossesse de même qu'un accès aux programmes de tests volontaires et de consultation. Comme c'est le cas dans tous les tests de dépistage, les fournisseurs doivent assurer, tant sur le plan juridique que sur celui de l'éthique, que la femme enceinte consent au test en toute connaissance de cause. Cela s'effectue de préférence en demandant aux femmes si elles veulent procéder au test après leur avoir fourni toute l'information pertinente durant le counseling, plutôt que leur demander si elles veulent s'abstenir de subir le test.[87] Il sera nécessaire d'obtenir plus d'informations au sujet des répercussions à long terme des traitements antirétroviraux sur les enfants.

Les personnes vivant avec le VIH

Depuis l'avènement des traitements antirétroviraux hautement actifs, les personnes séropositives vivent plus longtemps et en meilleure santé. Cependant, peu de mesures ont été mises en place jusqu'ici pour les aider à gérer les nombreuses années qu'ils vivront avec une maladie infectieuse. On a élaboré peu de stratégies pour aider les personnes séropositives à profiter pleinement de la vie tout en réduisant les risques de transmission du VIH. Pour y remédier, de plus en plus de personnes vivant avec le VIH jouent un rôle de premier plan dans les programmes de prévention (p. ex., les initiatives de prévention positive au Royaume-Uni, le programme « Le VIH s'arrête avec moi » à San Francisco).

Les initiatives de prévention positive, fondées sur la promotion de la santé, débutent par une promotion active de la santé physique, mentale et sexuelle auprès des personnes vivant avec le VIH. En s'assurant que celles-ci

---

[85] Le processus visant à confirmer si un enfant a été infecté au cours de la période prénatale prend de 15 à 18 mois. Environ 75 p. cent des nouveau-nés dont le test de dépistage du VIH est positif ne sont pas réellement infectés, mais portent les anticorps de leur mère. Les enfants qui ne sont pas réellement infectés perdent ces anticorps maternels vers l'âge de 15 à 18 mois, après quoi leur test est négatif. Hoffmaster, B. et Schrecker, T. « Une analyse éthique des tests VIH chez les femmes enceintes et leur nouveau-né », Santé Canada, août 1999.

[86] Agence de santé publique du Canada. « Le VIH et le sida au Canada. Rapport de surveillance en date du 31 décembre 2004 », Division de l'épidémiologie et de la surveillance du VIH/sida, Centre de prévention et de contrôle des maladies infectieuses, Agence de santé publique du Canada, 2005.

[87] Stoltz, L., Shap., L. « Le test de sérodiagnostic du VIH et la grossesse : aspects médicaux et juridiques du débat d'orientation politique », Ottawa, Santé Canada. Disponible à l'adresse www.aidslaw.ca/francais/contenu/themes/tests.htm.

reçoivent un traitement approprié, un soutien pour traiter des problèmes psychosociaux complexes (p. ex., dépression, négation, rejet, isolement, deuil et perte) et d'autres services qui améliorent leur santé (p. ex., nutrition et logement adéquats), ces initiatives permettent aux personnes vivant avec le VIH de participer activement à la prévention.

La tendance visant à favoriser la prévention positive est dictée par :

- le désir des personnes vivant avec le VIH de prévenir la transmission et de se protéger contre une nouvelle infection;

- l'importance de protéger les personnes séropositives des autres ITS qui pourraient menacer leur santé;

- les développements sur le plan juridique qui indiquent que les personnes séropositives peuvent être tenues légalement responsables de la transmission du virus si elles n'ont pas révélé leur état sérologique à leur partenaire.

Les programmes de prévention dirigés par des pairs appuient les efforts des personnes vivant avec le VIH pour adopter des pratiques sexuelles et de consommation de drogues sans risque et pour protéger leur propre santé tout autant que celle des autres. Ils peuvent également aider les personnes séropositives à élaborer des stratégies de divulgation de leur état ou, si la divulgation risque de les mettre en danger ou de causer des préjudices et de la discrimination, de se protéger et de protéger leurs partenaires sans divulguer leur état. Les personnes vivant avec le VIH ont aussi besoin de stratégies pour faire face à la discrimination et aux stigmates après la divulgation.

RÉSULTATS VISÉS

- Les membres des communautés les plus vulnérables au VIH auront les connaissances, les compétences, la confiance et le soutien nécessaires pour se protéger eux-mêmes contre le VIH et les autres ITS;

- Il y aura une diminution substantielle des nouvelles infections par VIH au Canada;

- Toutes les communautés à risque auront accès à des programmes de prévention soutenus, factuels et ciblés;

- Les détenus auront accès aux mêmes mesures préventives que le grand public;

- Les personnes à risque auront accès à une plus grande variété d'outils de prévention, notamment les microbicides et les vaccins préventifs;

- Les infections par VIH chez les nouveau-nés seront encore réduites;

- Les personnes séropositives dirigeront des programmes de prévention positive;

- Un système global de surveillance du VIH fournira des renseignements et des rapports opportuns qui aideront les provinces et les communautés à prévoir les nouvelles tendances et à orienter leurs programmes de prévention ciblés.

OBJECTIFS
D'ici 2010 :

- Le nombre annuel de nouvelles infections par VIH au Canada aura diminué de 40 p. cent;

- Le nombre annuel de nouvelles infections par VIH parmi les gais aura diminué de 40 p. cent;

- Le nombre annuel de nouvelles infections par VIH causées par l'utilisation de drogues injectables aura diminué de 40 p. cent;

- Le nombre de nouvelles infections chez les personnes venant de pays où le VIH est endémique aura diminué dc 40 p. cent;

- Le nombre de nouvelles infections au sein des autochtones aura diminué de 40 p. cent;

- Le nombre de nouvelles infections chez les femmes aura diminué de 40 p. cent;

- Le nombre de nouvelles infections par VIH chez les jeunes aura diminué de 40 p. cent;

- Les taux des autres infections transmises sexuellement dans les communautés à risque demeureront stables ou diminueront;

- On offrira à 100 p. cent des femmes enceintes au Canada des tests VIH prénataux volontaires, avec un counseling de qualité avant et après les tests, et en respectant le principe du consentement en toute connaissance de cause;

- La proportion des personnes vivant avec le VIH qui rapportent qu'elles ont toujours des pratiques sexuelles sans risque s'accroîtra de façon importante;

- La proportion des personnes qui utilisent des drogues injectables qui ne partagent jamais les seringues s'accroîtra sensiblement;

- L'accès aux traitements pour la toxicomanie, y compris le traitement à la méthadone et les mesures de réduction des préjudices comme les programmes d'échange de seringues et les sites d'injection sécuritaire, s'accroîtra de façon significative dans toutes les régions du Canada;

- Les détenus dans toutes les institutions carcérales auront accès aux mesures préventives offertes au grand public;

- Le Canada augmentera sa contribution aux efforts internationaux visant à développer des microbicides et des vaccins préventifs et élaborera des plans intégrés de mise en œuvre de ces outils de prévention.

ACTIVITÉS

3.1 Activer la mise en place d'initiatives de prévention ciblées, dirigées par des pairs et adaptées à l'âge/sexe/culture pour les personnes vivant avec le VIH.

3.2 Mettre en œuvre des programmes de prévention globaux pour les gais et les bisexuels qui :

- sont planifiés et dirigés par des pairs;

- reconnaissent la base de connaissances importante sur le VIH au sein de la communauté gaie;

- s'attaquent aux suppositions, aux évaluations des risques et aux négociations qui influencent les décisions des hommes lorsqu'il s'agit d'adopter des pratiques sexuelles sans risque;

- s'attaquent à l'homophobie interne et externe;

- s'attaquent aux obstacles/problèmes que pose l'usage du condom aux gais et aux bisexuels;

- offrent l'éducation et le soutien nécessaires aux groupes extrêmement vulnérables dans les communautés gaies (c.-à-d. jeunes gais, hommes qui viennent de s'affirmer, gais plus âgés, immigrants qui ont des relations sexuelles avec d'autres hommes, travailleurs du sexe) pour se protéger;

- tiennent compte de l'incidence de la dépression ainsi que de la consommation d'alcool et d'autres drogues sur les décisions relatives aux pratiques sexuelles sans risque;

- apportent un soutien accru aux personnes vivant avec le VIH au sein de la communauté gaie.

3.3 Mettre en œuvre des programmes globaux de prévention/réduction des préjudices qui tiendront compte des déterminants sociaux de la santé des personnes qui utilisent des drogues injectables, des personnes infectées par le biais des injections et de leurs échanges de seringues avec des partenaires sexuels, Ces programmes :

- sont planifiés et dirigés par des pairs;

- permettent une diffusion efficace et dirigée par des pairs auprès des personnes qui utilisent des drogues;

- élargissent l'accès aux mesures existantes de réduction des méfaits (p. ex., échange de seringues, programmes de méthadone);

- élargissent l'accès à de nouvelles mesures innovatrices de réduction des préjudices (p. ex., sites d'injection supervisés, héroïne sur ordonnance, autres programmes de substitution de drogues);

- assurent que les utilisateurs de drogues injectables profitent d'une gestion adéquate de la douleur;

- élargissent l'accès à une gamme complète de services sociaux et sanitaires, dont les soins primaires, le logement, la nourriture, la sécurité du revenu, les services de santé mentale et les programmes à long terme (c.-à-d. 12 mois) de traitement des toxicomanies en établissement;

- mettent en œuvre des programmes de prévention à l'intention des femmes qui utilisent des drogues injectables et des membres des autochtones qui s'injectent des drogues.

3.4 Mettre en œuvre des programmes globaux de prévention/réduction des méfaits dirigés par des pairs et appropriés sur le plan culturel qui reflètent la diversité des communautés autochtones et tiennent compte des besoins sanitaires et sociaux complexes des autochtones et des communautés.

Ces programmes :

- s'assurent du soutien actif des leaders autochtones;

- intègrent la prévention du VIH dans des programmes plus importants de santé et de bien-être, notamment les programmes d'emploi et de lutte contre la violence;

- s'attaquent au taux élevé de consommation d'alcool et d'autres drogues, à la dépression et au manque d'estime de soi dans les communautés autochtones;

- renforcent la vision autochtone de l'inter-relation entre le corps, l'âme et l'esprit;

- mettent l'accent sur les besoins uniques des femmes et des bi-spirituels;

- augmentent le nombre de fournisseurs de soins de santé et d'éducateurs autochtones et fournissent la formation requise;

- réduisent la stigmatisation du VIH au sein de la communauté autochtone et mettent en place un soutien pour les personnes infectées.

3.5 Mettre en œuvre des programmes globaux de prévention/réduction des méfaits dirigés par des pairs et appropriés sur le plan culturel qui tiendront compte des besoins sociaux et sanitaires complexes des personnes venant de pays où le VIH est endémique. Ces programmes :

- fournissent de l'information et des lignes directrices en matière de prévention qui sont culturellement adaptées;

- s'attaquent aux problèmes qui contribuent à la propagation du VIH, comme les unions hétérosexuelles sérodiscordantes, la pro-création, les tests, la divulgation aux partenaires ainsi que l'immigration, l'impact du racisme et d'autres formes de discrimination à l'égard de la réponse de cette population au VIH/sida, sa capacité à avoir accès aux renseignements/services liés au VIH et le manque d'emplois et de logements;

- ciblent les femmes dans ces communautés et leurs problèmes complexes (p. ex., iné-galité des sexes, violence, isolement, différences physiologiques dans le traitement du VIH);

- réduisent la stigmatisation du VIH qui isole les personnes séropositives au sein de la communauté, et apportent un soutien à celles qui vivent avec le VIH.

3.6 Mettre en œuvre des politiques et pro-grammes conçus pour réduire le risque de transmission du VIH dans tous les établisse-ments correctionnels au Canada et donner aux détenus un accès à des services de prévention, de réduction des préjudices et de traitement appropriés sur le plan de la culture, du sexe et de l'âge, notamment :

- de l'information et une formation permanente;

- des programmes d'éducation, de counseling et de soutien par les pairs;

- des condoms, des digues dentaires et des lubrifiants à base d'eau;

- des désinfectants pour le nettoyage des seringues;

- des seringues et des seringues stériles;

- de l'équipement de tatouage ;

- des tests VIH volontaires;

- des traitements à la méthadone – pour les personnes qui suivaient déjà ces traitements à leur arrivée dans l'établisse-ment ou celles qui veulent en commencer un durant leur incarcération;

- des services de désintoxication et de traitement de la toxicomanie;

- des programmes à l'intention des femmes et des autochtones.

3.7 Mettre en œuvre des initiatives de prévention qui répondent aux besoins des femmes et soutiennent d'autres initiatives conçues pour aider les femmes à réduire leurs risques (p. ex., le développement de microbicides, des programmes de lutte contre la violence, des refuges pour femmes, des programmes de traitement de la toxicomanie pour les femmes).

3.8 Mettre en œuvre des initiatives de prévention ciblant les travailleurs du sexe.

3.9 Mettre en œuvre des initiatives de prévention appropriées et dirigées par des pairs pour répondre aux besoins des jeunes à risque.

3.10 Fournir et promouvoir des tests VIH prénataux volontaires aux femmes et à leur médecin/sage-femme en développant des programmes spéciaux pour rejoindre les femmes autochtones, les femmes venant de pays où le VIH est endémique et les femmes qui consomment des drogues.

3.11 Mettre en œuvre des programmes de prévention positive dirigés par des personnes vivant avec le VIH et conçus pour aider les personnes vivant avec le VIH à gérer les défis que pose une vie avec une maladie infectieuse.

3.12 Élaborer des plans pour soutenir le développement de nouveaux outils de prévention, y compris des vaccins préventifs et des microbicides, et les rendre disponibles par la suite.

Surveillance/recherche/contrôle

3.13 Déterminer les données standards et constantes sur le VIH qui doivent être recueillies dans toutes les régions, et améliorer la capacité du système de surveillance du VIH à analyser les données et à fournir des renseignements et des rapports opportuns permettant d'orienter les programmes de prévention.

3.14 Effectuer des études de surveillance épidémiologiques ciblées pour mieux comprendre les facteurs qui contribuent à la propagation du VIH dans les communautés touchées.

3.15 Effectuer des recherches sur les stratégies de prévention efficaces pour les communautés vulnérables au VIH et utiliser leurs conclusions pour documenter les programmes de prévention.

3.16 Contrôler les effets du traitement antirétroviral sur les enfants nés de femmes séropositives.

3.17 Élaborer de nouvelles techniques de prévention outre les vaccins et les microbicides.

 4. RENFORCER LE DIAGNOSTIC, LES SOINS, LES TRAITEMENTS ET LE SOUTIEN

JUSTIFICATION

Même si la qualité du soutien et des soins pour le VIH au Canada compte parmi les meilleures des pays développés, il existe encore des lacunes. Certaines personnes – particulièrement en régions rurales et éloignées, mais aussi des groupes marginalisés en centres urbains[88] – luttent encore pour obtenir les soins et les traitements de qualité dont elles ont besoin. Le renforcement du diagnostic, des soins, des traitements et du soutien est directement lié à l'intensification des efforts de prévention.

Les besoins des personnes séropositives deviennent de plus en plus complexes, et les services doivent s'adapter. Les principaux défis en matière de soutien, de soins et de traitement du VIH au Canada en 2004 sont :

- le nombre important de personnes séropositives qui ne sont pas diagnostiquées avant les dernières étapes de la maladie et qui n'ont donc pas accès à des traitements appropriés, incluant :

  - les régimes des traitements exigeants que les personnes séropositives ont de la difficulté à suivre;

  - les effets secondaires des ARV, y compris le cancer, la lipodystrophie, les maladies cardiaques, les déficiences neurocognitives, les maladies hépatites et rénales;

  - l'augmentation de la résistance aux médicaments qui est associée au non-respect du traitement ARV;

  - la transmission de virus résistant aux médicaments;

  - les besoins de traitements complexes des personnes coinfectées par le VIH et l'hépatite C;

  - les besoins de traitements complexes et de soutien des toxicomanes et des personnes ayant des problèmes de santé mentale;

  - le taux élevé de dépressions chez les personnes vivant avec le VIH;

  - les besoins changeants de soins associés au vieillissement des personnes séropositives;

---

88 Voir Wood, E. et al, cité à la note 11.

- les besoins uniques de traitement des femmes séropositives (p. ex., gestion du traitement durant la ménopause);

- les problèmes de financement et de politiques, incluant :

  - le temps qu'il faut pour approuver et homologuer les nouveaux médicaments;

  - la difficulté de faire inscrire les médicaments nouvellement approuvés sur les formulaires des provinces et territoires;

  - le manque d'accès aux traitements complémentaires;

- les problèmes pratiques et psychosociaux, y compris :

  - la nécessité d'avoir plus d'aide pour les besoins de base tels que le revenu, le logement, la nourriture et les prestations d'invalidité;

  - le manque d'emplois qui peuvent accommoder les personnes séropositives;

  - le défi de vivre plusieurs années avec une maladie infectieuse pouvant causer la mort;

  - l'impact des stigmates et de la discrimination;

  - le problème des relations et de la divulgation, et le besoin de mettre en place des stratégies efficaces de prévention pour les personnes séropositives;

  - le taux élevé de dépression et son incidence sur la santé;

  - l'augmentation des décès reliés au sida et le manque de services de soins palliatifs pour les personnes vivant avec le VIH.

Accès élargi aux tests

Les personnes qui sont diagnostiquées rapidement et à qui on offre un traitement et un soutien appropriés vivent plus longtemps et en meilleure santé que celles qui ne sont diagnostiquées qu'aux dernières étapes de la maladie. Elles sont plus aptes à prévenir la propagation du VIH. Lorsque les tests volontaires VIH sont accompagnés de pré- et de post-counseling – comme cela devrait toujours être le cas – on dit qu'il s'agit tout autant d'une intervention précoce efficace (c.-à-d. une bonne façon de trouver les soins appropriés) que d'une stratégie de prévention efficace

(c.-à-d. qu'elle donne aux personnes qui ont des comportements à risque de l'information et de l'aide pour modifier leurs comportements).

Tous les tests devraient être effectués seulement s'ils sont suivis et précédés de counseling et d'un consentement en toute connaissance de cause, et les gens devraient opter pour les tests plutôt que d'y renoncer. La promotion de l'accès aux tests volontaires auprès des communautés qui ont des taux élevés de séropositivité (gais, personnes qui utilisent des drogues injectables, autochtones, personnes venant de pays où le VIH est endémique) est une façon rentable de détecter rapidement le virus et de trouver pour les personnes séropositives les traitements qui peuvent prolonger leur vie.

Améliorer l'efficacité du traitement

Grâce à l'expérience acquise depuis une décennie avec les ARV, les personnes vivant avec le VIH et les cliniciens sont en mesure de cerner les problèmes d'échec des traitements, de résistance aux médicaments et d'effets secondaires, ainsi que les défis posés par le traitement des personnes coinfectées par l'hépatite ou qui ont des troubles parallèles tels que des problèmes de santé mentale ou de toxicomanie. Les besoins changeants et complexes de soins démontrent bien la nécessité de continuer à développer de nouveaux traitements plus efficaces, des stratégies pour surmonter les obstacles au respect des régimes et réduire la résistance aux médicaments, par exemple des régimes de traitements plus simples; des vaccins et un remède. Il faut également établir des stratégies pour contrer les plus faibles résultats de traitement des femmes.

Améliorer l'accès aux traitements

Plusieurs Canadiens séropositifs, tels ceux qui vivent dans de petites communautés et en région, les détenus, les nouveaux immigrants, les personnes qui utilisent des drogues injectables et les travailleurs du sexe, continuent de se buter à des obstacles inhérents en ce qui a trait à l'accès aux traitements. Certains de ces obstacles ont trait à la géographie ou à l'éloignement, certains à la culture et à la langue, d'autres aux stigmates et à la discrimination. Par exemple, on refuse parfois l'accès au traitement antirétroviral aux personnes qui utilisent des drogues injectables parce qu'ils seront incapables de se soumettre au régime complexe du traitement; toutefois, une recherche récente indique qu'avec un soutien et éducation adaptés, leur taux de respect du régime est le même que celui des autres personnes séropositives.[89] Les détenus dans les établissements correctionnels provinciaux, territoriaux ou fédéraux continuent d'avoir des problèmes d'accès aux soins que l'on trouve à l'extérieur. En particulier, des données suggèrent qu'un nombre considérable d'entre eux interrompent leur traitement antirétroviral pendant leur incarcération.[90] Enfin, l'accès à la marijuana à des fins thérapeutiques demeure un problème pour les personnes vivant avec le VIH.

Renforcer les services de soutien

Les personnes séropositives constituent un groupe extrêmement diversifié – sur le plan socio-économique et culturel. Bien que certaines travaillent et gèrent leur maladie, de plus en plus de personnes ont du mal à satisfaire leurs besoins essentiels et à s'épanouir avec une maladie pouvant être mortelle à long terme. Elles ont besoin d'une grande variété de services de soutien culturellement adaptés qui peuvent les aider à répondre à leurs besoins pratiques et psychosociaux : le logement et la nourriture, de même que le soutien social et les stratégies de prévention. Bon nombre des services dont les personnes séropositives ont besoin débordent du mandat traditionnel des programmes de soins et de soutien. Pour répondre à ces besoins, les services doivent s'adapter.

Fournir des soins de qualité aux personnes en fin de vie

Avec l'avènement des ARV au cours des années 90, beaucoup de programmes hospitaliers et d'accompagnement créés durant les années 80 pour les personnes vivant avec le VIH ont été abolis ou réduits. En raison du nombre de personnes diagnostiquées aux derniers stages de la maladie, de l'augmentation de la résistance aux médicaments, du nombre croissant de personnes ne réagissant pas aux ARV et des effets secondaires des traitements qui peuvent être mortels, plus de personnes meurent maintenant des suites du VIH et ont besoin de soins hospitaliers palliatifs prodigués avec compassion.

RÉSULTATS VISÉS

- Toutes les personnes séropositives au Canada auront accès à une gamme complète de soins de santé appropriés, du diagnostic aux soins palliatifs;

- Toutes les personnes séropositives au Canada vivront plus longtemps et en meilleure santé;

- Les traitements pour le VIH seront plus efficaces et auront moins d'effets secondaires;

- Toutes les personnes au Canada auront accès à des programmes et à des services de réadaptation de grande qualité;

- Toutes les personnes séropositives au Canada auront accès à des services de soutien culturellement adaptés et jouiront d'une meilleure qualité de vie;

- Toutes les personnes séropositives au Canada auront accès à l'information sur les traitements afin de prendre des décisions éclairées à cet égard.

OBJECTIFS
D'ici 2010 :

- Les taux de tests dans les communautés à risque s'accroîtront sans compromettre le consentement éclairé, le counseling et la confidentialité;

- Le nombre de personnes séropositives diagnostiquées à des stages avancés de la maladie baissera;

- Plus de 95 p. cent des personnes vivant avec le VIH rapporteront qu'elles ont un accès constant aux soins primaires et aux services de spécialistes;

- Toutes les personnes vivant avec le VIH auront un accès urgent au meilleur traitement antirétroviral disponible avec un soutien additionnel;

- Le taux d'effets indésirables associés aux ARV au Canada diminueront;

[89] Réseau canadien d'info-traitements sida. « Agents Anti-VIH : Enseigner l'observance aux toxicomanes », Traitementsida 127. Le 23 mai, 2002. Réseau juridique canadien VIH/sida. « L'injection de drogue et le VIH/sida : questions juridiques et éthique ».

[90] Palepu, A., Tyndall, M.W., Li, K., Yip, B., Hogg, R.S., O'Shaughnessy, M.V., Montaner, J., Schechter, M. « Access and sustainability of antiretroviral therapy among injection drug users in Vancouver », *Canadian Journal of Infectious Diseases*, 2001, Supp. B, p. 32B; Altice, F.L., Mostashari, F., Friedland, G.H. « Trust and acceptance of and adherence to antiretroviral therapy », *Journal of Acquired Immune Deficiency Syndromes*, 2001. vol. 28, n° 1, p. 47-58.; Kerr, T., Marshall, A., Walsh, J., Palepu, A., Tyndall, M.W., Hogg, R.S., Montaner, J., Wood, E. « Determinants of highly active antiretroviral discontinuation among injection drug users », *Canadian Journal of Infectious Diseases*, 2004, vol. 15 (Supp. A), p. 86A (résumé 458P).

- Les résultats cliniques des personnes coinfectées par le VIH et l'hépatite C s'amélioreront;

- Le temps moyen qu'il faut pour homologuer un nouveau médicament ou un nouveau traitement au Canada diminuera de façon importante;

- Toutes les personnes séropositives auront accès à des programmes d'assurance-médicaments couvrant la plus grande partie de leurs frais de médicaments;

- La durée de vie moyenne d'une personne séropositive diagnostiquée dans la trentaine sera de 60 ans;

- Les personnes séropositives rapporteront moins de difficulté à se procurer un logement abordable, de la nourriture et d'autres nécessités de base;

- Toutes les personnes vivant avec le VIH auront accès à des soins pour les personnes en fin de vie leur permettant de mourir dignement, sans souffrir, et entourées des personnes chères dans un établissement de leur choix.

ACTIVITÉS

4.1 Repérer les obstacles aux tests VIH dans les communautés à risque et élaborer des stratégies appropriées et adaptées sur le plan culturel et de l'âge afin de promouvoir les tests VIH volontaires anonymes/confidentiels (avec le counseling qui précède et qui suit les tests) au sein de chaque communauté.

4.2 Prendre des mesures pour améliorer la qualité et l'efficacité des traitements du VIH, y compris ce qui suit :

- accélérer le processus d'examen des nouveaux médicaments pour donner aux personnes vivant avec le VIH et le sida un accès plus rapide aux traitements prometteurs;

- veiller à ce que toutes les personnes vivant avec le VIH et le sida aient accès aux essais cliniques, sans égard à l'endroit où elles vivent ou aux traitements qu'elles reçoivent;

- mettre en œuvre un programme national d'assurance-médicaments, comme le recommande le rapport de la Commission sur l'avenir des soins de santé au Canada[91];

- donner un accès équitable aux microbicides et aux vaccins au fur et à mesure qu'ils sont développés;

- établir et tenir à jour des normes nationales de traitement qui assureront une meilleure cohérence du niveau des soins liés au VIH;

- promouvoir et financer les programmes et les services de réadaptation pour les personnes vivant avec le VIH;

- contrer les effets secondaires du traitement par les programmes et les services de réhabilitation.

4.3 Améliorer l'accès aux traitements factuels complémentaires et alternatifs de la façon suivante :

- financer la recherche sur les traitements complémentaires et alternatifs pour le VIH;

- élaborer des modèles de recouvrement des coûts pour les personnes vivant avec le VIH, pour les traitements ayant une incidence positive avérée;

- assurer l'innocuité de ces produits;

- évaluer toutes les interactions possibles avec les traitements pour le VIH;

- informer les fournisseurs de soins des avantages potentiels de ces traitements;

- faciliter l'accès à de l'information sur les traitements complémentaires et alternatifs qui sont sécuritaires et efficaces.

4.4 Élaborer et mettre en œuvre des programmes de traitement conçus pour faire progresser/améliorer les personnes coinfectées par le VIH et l'hépatite C.

4.5 Concevoir des programmes globaux de soins, de traitements et de soutien qui répondent aux besoins uniques des communautés touchées par le VIH, notamment :

- assurer que les personnes qui utilisent des drogues injectables et les détenus ont

91 Commission sur l'avenir des soins de santé au Canada. « Guidé par nos valeurs : l'avenir des soins de santé au Canada », Santé Canada, 2002.

le même accès aux meilleurs traitements et à la meilleure gestion de la douleur possibles pour le VIH que les autres personnes vivant avec le VIH et le sida;

- donner aux personnes vivant avec le VIH un meilleur accès aux mesures existantes de réduction des méfaits aux (p. ex., échange de seringues, programmes de méthadone);

- assurer que les utilisateurs de drogues injectables séropositives ont la chance de conserver ou d'obtenir leur médication (p. ex., antirétroviraux, méthadone) lorsqu'ils sont incarcérés et lorsqu'ils sont réintégrés dans la communauté;

- améliorer les services pour les personnes vivant avec le VIH qui ont des problèmes de santé mentale comme la dépression;

- informer les professionnels en réadaptation sur le VIH et leur rôle dans le diagnostic, les soins, le traitement et le soutien;

- répondre aux besoins de logement, de revenu, d'emploi et autres des personnes vivant avec le VIH;

- répondre aux problèmes psychosociaux associés au fait de vivre avec une maladie pouvant être mortelle à long terme;

- assurer que les personnes vivant avec le VIH ont accès à de bons soins pour les personnes en fin de vie, notamment des soins à domicile, des soins de relève, des congés pour raison familiale, l'assurance-médicaments, l'accès à des traitements non prescrits et l'accès aux soins palliatifs professionnels, et ce 24 heures par jour, 7 jours par semaine.

Recherche et contrôle

4.6 Surveiller les médicaments après leur mise en marché (c.-à-d. contrôler et évaluer les impacts à long terme [avantages et risques]) des médicaments homologués et leur toxicité potentielle en :

- incitant les personnes séropositives, les fabricants de médicaments, les cliniciens et les organismes réglementaires à créer un système pour contrôler la sécurité des médicaments;

- créant des réseaux électroniques pour soutenir les échanges rapides d'information sur la sécurité des médicaments et les effets indésirables;

- exigeant des compagnies pharmaceutiques qu'elles fassent systématiquement la surveillance des médicaments après leur mise en marché.

4.7 Mener des recherches sur les aspects urgents du VIH comme le diagnostic, les soins, le soutien et les traitements. Cela comprend aussi :

- les stratégies destinées à assurer que toutes les personnes séropositives sont diagnostiquées et reçoivent les meilleurs traitements possibles;

- la résistance aux médicaments et les stratégies de traitements pour la réduire;

- les facteurs qui nuisent au respect des régimes et les stratégies qui l'améliorent;

- les nouveaux traitements et régimes antirétroviraux;

- les traitements efficaces pour des personnes coinfectées par le VIH et l'hépatite C;

- les traitements complémentaires;

- les dommages aux organes;

- les soins pédiatriques;

- la prévalence des contraintes et des restrictions relatives aux activités qu'impose le VIH;

- l'influence de la réadaptation sur l'amélioration de la santé;

- les vaccins et les microbicides;

- les besoins de traitements spécifiques aux populations (p. ex., femmes, personnes âgées).

 5. FAIRE PREUVE DE LEADERSHIP DANS LE CADRE DES EFFORTS MONDIAUX

JUSTIFICATION

De grandes parties du monde sont envahies par le VIH/sida. Comme il a déjà été mentionné, cette maladie a le potentiel de dévaster des économies émergentes et établies, voire de déstabiliser des gouvernements. Cela va sans dire, ses répercussions sont ressenties à l'échelle de la planète.

Les pays les plus durement frappés sont ceux qui possèdent le moins de ressources. Plus de 95 p. cent des infections par VIH se produisent dans les pays en développement où des facteurs tels que la pauvreté, les stigmates, l'inégalité des sexes et d'autres formes de discrimination et d'affaiblissement de l'autonomie alimentent l'épidémie. La situation est d'autant plus compliquée que l'épidémie elle-même exacerbe la pauvreté et coûte des personnes et des ressources aux pays déjà pauvres. Le taux élevé de décès y est attribuable en grande partie au manque d'accès aux traitements antirétroviraux et aux autres médicaments, soins et traitements qui sont hors de la portée de plusieurs pays pauvres dont l'économie déjà plombée par le remboursement d'une dette considérable.

Le Canada a toujours joué un rôle actif en matière d'aide et de développement international. Nous avons l'obligation morale de lutter contre les iniquités entre pays développées et pays en développement, et de contribuer par nos connaissances et notre expertise à la lutte contre l'épidémie mondiale. En tant qu'État

membre du Pacte international relatif aux droits économiques, sociaux et culturels, le Canada a l'obligation « d'adopter des mesures, individuellement et au moyen de l'aide et de la coopération internationales, particulièrement sur le pan économique et technique, à la limite de ses ressources disponibles, dans le but de faire respecter… les droits reconnus dans le présent Pacte, par tous les moyens appropriés... »

Dans le cadre de ses obligations, le Canada s'est engagé à :

- adhérer au Plan d'action de dix ans de la Déclaration d'engagement sur le VIH/sida adoptée lors de la Session extraordinaire de l'Assemblée générale des Nations Unies (SEAGNU), dans laquelle les pays ont convenu de travailler ensemble pour atteindre les objectifs importants en soins de prévention, en soutien et les traitements, en droits de la personne ainsi qu'en recherche et développement;

- soutenir l'Objectif de développement du millénaire afin de mettre un terme à la propagation du VIH/sida et d'en inverser le processus d'ici 2015;

- soutenir le Fonds mondial de lutte contre le sida, la tuberculose et le paludisme;

- soutenir l'initiative 3 par 5 de l'Organisation mondiale de la santé pour aider les pays en développement à mettre en place des systèmes visant à fournir un traitement antirétroviral à 3 millions de personnes séropositives d'ici la fin de 2005;

- soutenir les efforts mondiaux visant à développer un vaccin préventif contre le VIH/sida de même que des microbicides;

- mettre en application la décision de l'Organisation mondiale du commerce qui permet aux pays d'utiliser l'octroi de licences obligatoires afin de produire et d'exporter des médicaments génériques moins dispendieux aux pays qui en ont besoin.

Lors de la quinzième Conférence internationale sur le sida tenue à Bangkok en 2004, l'ONUSIDA a estimé qu'il faudra un montant de 12 milliards de dollars US en 2005 et de 20 milliards de dollars US en 2007 pour financer des programmes efficaces de prévention, de soins, de traitements et de soutien dans les pays à faibles et moyens revenus. En 2003, les ressources disponibles de sources privées, nationales et internationales ont totalisé 4,7 milliards de dollars US. Le financement des programmes de VIH/sida doit plus que doubler au cours des deux prochaines années pour répondre aux besoins prévus des pays en développement. La contribution du Canada pour le VIH/sida n'a pas suivi l'évolution de la situation.

Le Fonds mondial pour la lutte contre le sida, la tuberculose et le paludisme (FMLSTP) est un mécanisme rentable et efficace pour affecter des ressources additionnelles à des projets dirigés par des pays qui combattent les trois maladies. La contribution canadienne de 50 millions de dollars US par année est bien en deçà de notre juste part des coûts mondiaux de la lutte contre ces maladies. En tant que pays bien nanti, le Canada devrait contribuer un montant équitable et proportionnel à son produit national brut (PNB). Selon le Comité permanent des affaires étrangères de la Chambre des communes, le gouvernement fédéral devrait tripler sa contribution au Fonds mondial.[92]

Depuis le milieu des années 80, la contribution du Canada à l'aide au développement a tant diminué qu'elle ne représente plus que 0,25 p. cent de notre PNB. Ceci va à l'encontre de l'objectif convenu il y a plus de 30 ans et réitéré dans la Déclaration d'engagement de la SEAGNU la fixant à 0,7 p. cent du PNB, ainsi que de l'engagement pris par le Canada lors du Sommet du G8 à Kananaskis en 2002 d'augmenter son aide officielle au développement de 8 p. cent. Lorsque le Canada augmente son aide officielle au développement pour le VIH/sida, celle-ci doit consister en un nouveau financement plutôt que de montants transférés d'autres projets importants de développement.

Au cours des dernières années, nos programmes d'aide se sont donné pour objectifs d'aider les pays en développement à établir eux-mêmes leurs propres priorités et de mieux collaborer avec les autres donateurs, de collaborer plus étroitement avec le secteur privé et de veiller à la cohérence de nos politiques qui touchent les pays en développement avec lesquels nous collaborons.

Bien que le gouvernement fédéral soit responsable de la plupart de nos efforts mondiaux, d'autres organismes et personnes peuvent et doivent y jouer des rôles clés. Par exemple, plusieurs organismes civils se sont unis pour créer le Groupe d'accès mondial au traitement (GAMT), partager de l'information et conjuguer leurs efforts pour influencer la contribution internationale du Canada. Lors du Sommet 2003 « La santé mondiale est un droit de la personne », parrainé par le GAMT, une grande diversité d'organismes canadiens se sont regroupés pour concevoir un programme commun proposant des mesures concrètes que les organismes peuvent revendiquer en ce qui a trait aux droits de la personne, au sexe et à la santé, aux systèmes de santé publique, à l'accès aux médicaments, aux investissements, aux politiques financières, à la recherche et à la responsabilité sociale des entreprises.[93]

Sur le plan personnel, les Canadiens travaillent dans des pays en développement partout dans le monde, les aidant à développer leur capacité de fournir des soins, d'évaluer les programmes et de contrôler la propagation de la maladie.

Il est important de créer des liens entre nos interventions nationales et mondiales. Nos chercheurs, les personnes qui élaborent des politiques, nos activistes et les autres peuvent faire une contribution importante et peuvent beaucoup apprendre des expériences internationales.

RÉSULTATS VISÉS

• Les Canadiens seront conscients de la gravité de l'épidémie mondiale de VIH/sida et soutiendront nos efforts pour apporter de l'aide;

• Le Canada sera un chef de file reconnu dans la lutte mondiale contre le VIH/sida;

• Le Canada remplira ses engagements internationaux et participera plus efficacement aux interventions mondiales;

• Dans toutes ses relations internationales, le Canada appliquera une politique cohérente, qui reflètera les positions de ce plan en matière de justice sociale, de droits de la personne et d'égalité des sexes.

---

[92] Comité permanent sur les affaires étrangères de la Chambre des communes. « Le VIH/sida et la catastrophe humanitaire en Afrique subsaharienne ».

[93] Groupe d'accès mondial au traitement. « La santé mondiale est un droit de la personne! Un programme commun de la société civile pour une action concertée en regard du VIH/sida et de la santé mondiale. » Mai 2003.

OBJECTIFS

D'ici 2010 :

- Plus de 90 p. cent des Canadiens seront sensibilisés à l'épidémie mondiale de VIH/sida et à ses effets;

- Plus de 90 p. cent des Canadiens croiront que le Canada doit fournir un soutien financier continu à la lutte contre le VIH à l'extérieur de nos frontières;

- Le Canada fournira une part équitable de son PNB au Fonds mondial de lutte contre le VIH/sida, la tuberculose et le paludisme;

- Le Canada augmentera sa contribution à l'initiative 3 par 5 pour accroître l'accès aux traitements antirétroviraux;

- La contribution du Canada à l'aide au développement passera de 0,25 p. cent à 0,7 p. cent de son PNB;

- L'aide officielle au développement dans le domaine du VIH/sida augmentera de façon notable et représentera du nouveau financement, pas des sommes retirées de budgets et de projets de développement existants;

> Le Canada fait preuve d'un leadership stratégique sur le plan international en adoptant les mesures suivantes :
>
> - présider l'organe directeur du Programme conjoint des Nations Unies sur le VIH/sida (ONUSIDA) de 2004 à 2005;
>
> - siéger au Conseil du Fonds mondial de lutte contre le sida, la tuberculose et le paludisme;
>
> - faire une contribution majeure à l'initiative 3 par 5 de l'OMS;
>
> - être l'hôte de la XVIe Conférence internationale sur le sida à Toronto, en 2006.

- Tous les accords, nouveaux et renouvelés, sur les investissements et le commerce international soutiendront la prévention, les soins et les traitements du VIH;

- Le gouvernement du Canada aura élaboré une stratégie et un plan uniques et cohérents pour répondre à l'épidémie mondiale;

- Le Canada fera une contribution stratégique et pertinente à la politique mondiale sur le VIH/sida, dans le cadre des discussions multilatérales et bilatérales.

- Le Canada aura augmenté sa contribution stratégique pour soutenir les efforts mondiaux visant à éliminer la discrimination liée au VIH/sida et pour le respect, la protection et la promotion des droits de la personne relativement au VIH/sida;

- Le Canada sera à l'avant-plan des efforts mondiaux pour promouvoir l'égalité des sexes et défendre les droits à la santé sexuelle et reproductive;

- Le Canada aura augmenté sa participation stratégique aux efforts de recherche mondiaux pour développer de nouveaux traitements, technologies, vaccins, microbicides et stratégies de prévention.

- Le Canada aura augmenté sa capacité de recherche culturellement adaptée dans le but de renforcer la prévention et les soins dans les pays en voie de développement.

ACTIVITÉS

Sensibilisation

5.1 Accroître et maintenir la sensibilisation du public à l'égard de l'épidémie mondiale de VIH et de la responsabilité du Canada d'y répondre au moyen d'une stratégie de communication à long terme qui :

- transmet des messages cohérents et éprouvés au sujet de l'épidémie mondiale;

- fait un meilleur usage des activités de la Journée mondiale du sida pour attirer l'attention sur l'épidémie mondiale;

- utilise des campagnes médiatiques et des communiqués de presse pour soutenir l'intérêt du public tout au long de l'année;

- fait appel à des Canadiens connus pour promouvoir les efforts mondiaux;

- fait appel à des leaders/porte-parole locaux, provinciaux, territoriaux et nationaux, y compris des leaders de la jeunesse ainsi que des représentants syndicaux et religieux, et s'assure qu'ils disposent du soutien et ressources nécessaires pour jouer leur rôle;

- fait une promotion active de la Conférence internationale sur le sida de Toronto en 2006.

Engagements internationaux

5.2 Remplir les engagements internationaux du Canada de la façon suivante :

- faire une contribution équitable au Fonds mondial de lutte contre le sida, la tuberculose et le paludisme proportion-nellement à sa part du PNB mondial;

- atteindre l'objectif d'aide officielle au développement de 0,7 p. cent du PNB aussitôt que possible;

- contribuer à l'initiative 3 par 5 pour accroître l'accès aux traitements antirétroviraux;

- engager davantage le secteur privé et la société civile dans la réponse mondiale;

- soutenir, renforcer et habiliter les organis-mes et réseaux travaillant dans des pays en développement pour combattre l'épidémie de VIH;

- faire des rapports sur nos engagements internationaux.

5.3 Mettre en place des politiques cohérentes et uniformes au sein des agences et ministères fédéraux – notam-ment la Santé, les Affaires étrangères, le Commerce international, l'Industrie, la Citoyenneté et l'Immigration, la Justice et la Défense nationale, Service correctionnel du Canada, Instituts de recherche en santé du Canada, l'Agence canadienne de développement international et l'Agence de santé publique du Canada – qui reflètent les valeurs de justice sociale de ce Plan d'action, et élaborer un plan directeur du gouvernement du Canada pour répondre à l'épidémie mondiale.

5.4 Faire un usage stratégique de l'expertise canadienne dans le cadre des efforts mondiaux pour répondre à l'épidémie, selon les priorités des pays que nous essayons d'aider.

5.5 Soutenir les efforts déployés pour assurer à la viabilité de la réponse mondiale au VIH/sida.

Droits de la personne

5.6 Intégrer les droits de la personne, y compris le droit à la norme la plus élevée possible en matière de santé physique et mentale et des droits des femmes, dans les relations internationales du Canada, en s'efforçant de:

- renforcer et mettre en application les accords sur les droits de la personne;

- soutenir le travail du Rapporteur spécial de l'ONU sur le droit à la santé et le travail de suivi qui en découle, ainsi que d'autres mécanismes qui contribuent au droit à la santé, les normes de l'Organisation inter-nationale du travail concernant les travailleurs et la santé, les lignes directrices internationales sur le VIH/sida et les droits de la personne ainsi que d'autres lignes directrices internationales sur la santé et les droits de la personne;

- soutenir les efforts mondiaux destinés à éliminer la discrimination reliée au VIH/sida et à respecter, à protéger et à assurer les droits des personnes vivant avec le VIH/sida et des personnes et groupes vulnérables à la discrimination et à la marginalisation;

- soutenir les efforts mondiaux pour réduire la discrimination fondée sur le sexe;

- soutenir les efforts pour promouvoir et protéger la santé et les droits en matière de sexualité et de reproduction, et intégrer adéquatement ces efforts à ceux visant le VIH/sida;

- soutenir les options de prévention du VIH qui peuvent être contrôlées par les femmes (p. ex., les microbicides);

- considérer les répercussions sur l'accès à la prévention du VIH, aux soins et aux traitements avant de renouveler des accords d'investissements et de commerce ou d'en conclure de nouveaux;

- se conformer aux lignes directrices internationales sur les recherches en santé;

- s'assurer que les entreprises et organisa-tions canadiennes œuvrant à l'étranger ont des politiques en matière de VIH/sida dans les lieux de travail qui respectent ou surpassent les normes des organismes internationaux du travail.

Recherche et expertise

5.7 Participer aux efforts mondiaux de recherche pour développer des traitements, des technologies, des vaccins, des microbicides et des stratégies de prévention en matière du VIH/sida, et trouver des moyens efficaces de soigner les personnes séropositives à l'aide des systèmes de santé existants.

 6. AMÉLIORER LA CAPACITÉ D'INTERVENIR RAPIDEMENT ET GARDER LE CAP EN PREMIÈRE LIGNE

JUSTIFICATION

Au premier plan : le Canada se mobilise contre le VIH/sida est un plan ambitieux. Pour réaliser ses objectifs et atteindre ses buts, le Canada doit pouvoir compter sur des personnes, des connaissances, des compétences, des ressources et des structures lui permettant d'accroître la sensibilisation, de répondre aux facteurs sociaux qui alimentent l'épidémie, d'intensifier ses efforts de prévention, de renforcer les soins, les traitements et le soutien et de faire preuve d'un leadership mondial. Nous devons être capables d'agir rapidement en première ligne – de répondre rapidement à des besoins urgents tout en gardant le cap – pour concevoir des programmes soutenus à long terme qui mettront fin à l'épidémie.

Le Canada possède déjà un très vaste réseau de personnes et d'organismes spécialisés qui participent à la défense, à l'élaboration de politiques, à la prévention, aux soins, aux traitements, au soutien et à la recherche. Au cours des cinq prochaines années, nous déploierons nos efforts de façon stratégique afin d'améliorer ces services de première ligne. Notre but est de mettre en place et de soutenir un système de services qui peut répondre rapidement aux besoins changeants et nouveaux des personnes vivant avec le VIH/sida et des communautés à risque, au pays et ailleurs dans le monde. Nous devons continuellement réévaluer nos programmes et structures pour nous assurer qu'ils répondent aux besoins et qu'ils mettent à profit les connaissances et les compétences acquises. Par exemple, les besoins des personnes vivant avec le VIH/sida sont-ils mieux comblés par les programmes spécifiques au VIH ou par

des programmes plus intégrés qui tiennent compte d'une variété de besoins, tels que les problèmes liés au VIH et à l'hépatite C ou au VIH et à la consommation d'alcool et d'autres drogues ? Y a-t-il des façons plus efficaces de planifier et de financer les programmes communautaires ? Existe-t-il de meilleurs modèles pour élaborer, partager et intégrer les connaissances, coordonner les services et faire face aux nouveaux problèmes ?

Par exemple, dans les plus grandes communautés qui ont une population importante de personnes qui utilisent des drogues injectables, il est possible que les services liés au VIH pour les UDI soient plus efficaces s'ils sont intégrés à d'autres services de réduction des méfaits et de traitements, y compris les services de diffusion, les programmes d'échange de

> #### DES MODÈLES DE FINANCEMENT INNOVATEURS SOUTIENNENT LES SERVICES DE PREMIÈRE LIGNE
>
> En Alberta, les organismes qui financent les services communautaires liés au sida se sont regroupés pour créer l'Alberta Community HIV Fund (ACHF). L'ACHF, fruit d'une collaboration entre l'Alberta Community Council on HIV (gouvernement local), l'Alberta Health and Wellness, (gouvernement provincial) et l'Agence de santé publique du Canada (gouvernement fédéral), travaille auprès des personnes séropositives pour identifier les programmes dont elles ont besoin, et donne aux organismes communautaires accès à un guichet unique de financement annuel évalué à 3 012 687 $.
>
> L'ACHF a simplifié le processus que les organismes doivent habituellement suivre pour faire une demande de financement. Elle fournit également un financement de fonctionnement à plus long terme (trois ans) pour les programmes et les employés. Ce modèle de financement démontre que l'engagement à long terme partagé des gouvernements en matière de prévention, de soins et de soutien du VIH « garde le cap ». Les organismes peuvent également faire une demande auprès de l'ACHF pour obtenir un financement à court terme les aidant à « intervenir rapidement » pour répondre à de nouveaux besoins non comblés et de nouvelles priorités non réglées. En 2004/ 2005, 16 OSLS ont obtenu un financement de fonctionnement pour trois ans.

seringues, les traitements à la méthadone, les services de traitement de la toxicomanie, les traitements pour l'hépatite C, la gestion des cas, les services de soins primaires et de logement. Une tendance croissante consiste également à fournir des services médicaux aux populations touchées par le VIH (p. ex., gais, autochtones, personnes venant de pays où le VIH est endémique) dans un cadre qui peut également offrir un soutien culturel, la défense des droits des clients, du counseling, des services de prévention et de soutien social (en l'occurrence, un guichet unique pour les clients), particulièrement dans les plus grands centres qui ont une masse critique de personnes dans une population ou une communauté aux prises avec le VIH/sida.

Nous devons également fournir le soutien et les connaissances dont les organismes de première ligne ont besoin pour renforcer leurs services, mettre en place des modèles novateurs de soins et de soutien et créer des liens qui aideront à répondre aux besoins des personnes vivant avec le VIH/sida et des communautés à risque. Le présent document se concentre avant tout sur les services de première ligne suivants : les initiatives dirigées par des pairs, les organismes communautaires de lutte contre le sida, les chercheurs et les services de première ligne non spécifiques au VIH.

Initiatives dirigées par des pairs

Depuis le début de l'épidémie, les personnes vivant avec le VIH et vulnérables au VIH ont joué un rôle essentiel dans l'établissement de programmes et de services communautaires, dans l'élaboration des politiques fédérales, provinciales et territoriales et dans la revendication de recherche et de traitements. Les lignes directrices internationales sur le VIH et les droits de la personne établies par l'ONUSIDA et le Haut-Commissariat des Nations Unies aux droits de l'homme demandent à tous les pays de « s'assurer au moyen d'un soutien financier et politique que les communautés sont consultées à toutes les étapes de l'élaboration des politiques, de la conception, de la mise en œuvre de programmes et des évaluations qui ont trait au VIH/sida. » [traduction libre]. Ces lignes directrices sont conformes à la politique du gouvernement fédéral sur l'engagement des citoyens de même qu'à de nombreuses

politiques et pratiques locales, provinciales et territoriales.

Alors que les gais ont démontré depuis longtemps qu'ils savent s'organiser pour fournir un soutien social et assumer un leadership politique, on ne peut pas en dire autant des autres communautés à risque – bien que des efforts récents chez des consommateurs de drogues pour obtenir et organiser des mesures de réduction des méfaits telles que les programmes d'échange de seringues et les sites d'injection supervisés aient connu un grand succès (plusieurs études démontrent que les interventions assistées ou dirigées par des pairs sont plus efficaces que celles des fournisseurs de soins de santé dans les populations des personnes qui utilisent des drogues[94]).

Il faut en faire davantage pour permettre aux personnes vivant avec le VIH/sida de participer activement aux programmes et services qui touchent leur vie. Simultanément, il ne faut pas que le système en demande plus aux personnes vivant avec le VIH/sida qu'aux personnes souffrant d'autres maladies graves. Le système doit également fournir des accommodements qui tiennent compte des incapacités liées au VIH et des effets secondaires des médicaments.

Organismes communautaires liés au sida

« On dit souvent des organismes non gouvernementaux qu'ils font preuve de plus de souplesse et d'ouverture face à des situations nouvelles et, par conséquent, qu'ils sont en mesure de réagir plus rapidement. Or, les gouvernements forcent régulièrement ces organismes à répondre à des exigences, et parfois à employer des méthodes, qui nuisent à l'efficacité de leurs propres services. Fait plus troublant encore, ils leur imposent parfois l'obligation de rendre des comptes avec une rigueur qu'ils ne s'imposent pas à eux-mêmes. Cela fait en sorte que certains organismes non gouvernementaux sont moins efficaces qu'ils pourraient l'être. …

Si nous croyons qu'un organisme non gouvernemental (...) offre un avantage considérable par rapport à un organisme gouvernemental, nous devons résister à la tentation de lui imposer un carcan qui aurait pour effet d'annihiler cet avantage. »[95]

---

[94] Grund JP, Blanken P, Adriaans NF, Kaplan CD, Barendregt C, Meeuwsen M. « Reaching the unreached: targeting the hidden IDU populations with clean needles via known user groups ». Journal of Psychoactive Drugs. Vol. 24 n°1 p. 41-7. 1992.

[95] Skirrow, J. « Leçons de la Commission Krever ? un point de vue personnel », *Bulletin canadien VIH/sida et droit*, 1999, vol. 4 n⁰ˢ 2/3. Disponible à l'adresse www.aidslaw.ca.

Depuis le début de l'épidémie, les organismes communautaires de lutte contre le sida ont été des chefs de file en matière de revendication, d'élaboration de politiques, de développement communautaire, de renforcement de l'autonomie et de services. Ils jouent un rôle essentiel dans notre réponse collective au VIH. Au cours des 20 dernières années, la plupart des organismes ont vu leur clientèle croître de façon importante – en raison des ARV, les personnes séropositives vivent plus longtemps et leurs besoins se complexifient. Cependant, le financement n'a pas suivi le rythme, et la plupart des organismes disposent de moins de ressources qu'elles n'en avaient au début des années 90. De ce fait, les organismes communautaires de lutte contre le sida subissent de nombreuses pressions urgentes, notamment :

- **le besoin de travailler avec d'autres services et organismes,** tels que les services de santé mentale, les services de traitement de la toxicomanie et de réduction des préjudices, les programmes de logement, les programmes de revenus, les banques alimentaires, les services juridiques et autres pour aider les clients à combler leurs besoins « de base » et faire face aux problèmes de justice sociale et de droits de la personne.

- **une plus grande dépendance à l'égard du financement à court terme et des levées de fonds,** ce qui les empêche de fournir des services soutenus à long terme. Par exemple, les organismes communautaires de lutte contre le sida en l'Ontario rapportent que près de 55 p. cent de leur financement provient maintenant de sources qui ne sont pas stables ou fiables.[96] La situation est aggravée par le manque de financement d'autres services sociaux et sanitaires requis par les personnes séropositives et les communautés à risque, tels que l'aide sociale, les services de santé mentale, le traitement des toxicomanies, les services d'entretien à la méthadone et le counseling professionnel. Selon un récent rapport du Conseil canadien de développement social[97], « *[l]a capacité du secteur bénévole et sans but lucratif de jouer son rôle important dans la société canadienne est minée et érodée par les nouvelles stratégies de financement* » [traduction libre], y compris

un abandon du modèle de financement de base, un manque de volonté de financer les coûts administratifs, des périodes de financement plus courtes et plus imprévisibles, et plus de comptes à rendre. En raison des changements en matière de financement, « *une grande partie du temps organisationnel est maintenant consacrée à la recherche de sources de financement à court terme, souvent au détriment de la mission et des activités essentielles des organismes.* » [traduction libre] La plupart des organismes de lutte contre le VIH ont enregistré une diminution des montants recueillis lors des levées de fonds en raison de la fatigue des donateurs et de la plus grande concurrence.

- **les coupures de services.** Selon une enquête auprès des organismes de lutte contre le sida de l'Ontario, au moins 50 p. cent de ceux-ci ont rapporté qu'ils avaient soit coupé, soit aboli certains des services qu'ils offraient, y compris les programmes de prévention, les programmes éducatifs, les programmes d'accompagnement, les services d'emploi, les services de transport, les banques alimentaires et le soutien/services financiers. Une proportion importante (25 à 50 p. cent) des organismes ont également rapporté avoir coupé dans les programmes de counseling, de développement communautaire, de sensibilisation communautaire, de diffusion communautaire, d'activités spéciales, de production/distribution de documents et autres ressources concernant les pratiques sexuelles sans risque et les services d'urgence. Tous les organismes ont rapporté qu'ils ne sont plus en mesure de répondre adéquatement aux besoins de leurs clients dans aucun de leurs rôles essentiels.[98]

- **des niveaux élevés de surmenage et de roulement du personnel,** en raison des faibles salaires comparativement aux autres organismes de services sociaux et sanitaires, aux chances limitées d'avancement, aux besoins de plus en plus complexes des clients, à l'incertitude du travail contractuel à court terme, au manque d'avantages sociaux et à l'instabilité organisationnelle. Le taux élevé de roulement entraîne un manque de continuité dans les soins, une

[96] Ontario AIDS Network. Stemming the Tide: The Case for More Investment in Community-based HIV/AIDS Prevention and Support Services. Janvier 2004.

[97] Scott K. « Le financement, ça compte : l'impact du nouveau régime de financement au Canada sur les organismes bénévoles et communautaires à but non lucrative (Rapport sommaire) ». Le Conseil canadien de développement social en collaboration avec le Regroupement des organisations nationales bénévoles. 2003.

[98] Ontario AIDS Network. Stemming the Tide: The Case for More Investment in Community-based HIV/AIDS Prevention and Support Services. Janvier 2004.

diminution de la qualité des services, une augmentation des coûts de recrutement et de formation ainsi qu'une réduction des ressources pour les services de première ligne.

- **la difficulté de recruter des bénévoles,** attribuable en partie à la concurrence qu'ils livrent aux autres organismes de services sociaux et sanitaires pour un bassin de bénévoles qui diminue sans cesse et à la perception du public à l'effet que le VIH n'est plus un problème aussi important. Certains organismes ont également de la difficulté à confier aux bénévoles des tâches pour les clients qui ont des besoins constants et de plus en plus complexes.

- **une augmentation de la charge de travail administratif** pour rendre compte aux bailleurs de fonds de l'utilisation efficace des fonds.

- **moins de facilité à défendre les droits** des clients et à revendiquer des changements structurels en raison des défis que représentent l'acquisition de compétences à cet égard, le manque de financement pour les activités de défense des droits et les inquiétudes liées au fait que les bailleurs de fonds ne renouvelleront peut-être pas leur financement à court terme si les organismes font des revendications.

- **le besoin d'avoir un accès plus rapide à l'information, aux conclusions des recherches et aux compétences** qui peuvent aider à améliorer les programmes et services.

Nous devons répondre à ces questions afin d'améliorer nos programmes de prévention et de soutien du VIH.

Les professionnels de la santé

Le Canada manque de professionnels de la santé disposés à travailler auprès des personnes séropositives. La plupart des soins pour le VIH sont dispensés par un petit nombre de spécialistes des maladies infectieuses et certains médecins de premier recours, plusieurs de ceux-ci œuvrant en milieu urbain. Nous manquons également de professionnels de la santé qui fournissent des services culturellement adaptés et accessibles sur le plan linguistique à certaines communautés comme celles des autochtones et des personnes venant de pays où le VIH est endémique.

Le manque de professionnels de la santé dans ce domaine est amplifié par le manque généralisé de médecins et d'infirmières (Romanow, 2002) et par le fait qu'une proportion importante des personnes qui ont fourni des soins de santé depuis les débuts de l'épidémie approche maintenant de la retraite.

En raison de la complexité des soins requis par le VIH, les professionnels qui ne voient qu'un petit nombre de clients ont du mal à demeurer au fait des plus récentes avancées dans le domaine. Cette situation est particulièrement difficile pour les professionnels qui travaillent dans de petites communautés et qui n'ont pas facilement accès aux spécialistes qui sont en mesure de leur fournir des informations et de les conseiller.

Pour améliorer la capacité de notre première ligne de fournir des soins et des traitements aux personnes séropositives, nous devons régler les problèmes qui éloignent les professionnels de ce domaine de la santé, y compris :

- l'inconfort de travailler avec les populations marginalisées les plus touchées par le VIH;

- le manque d'éducation au sujet des soins associés au VIH;

- le manque de confiance dans leur aptitude à gérer les soins complexes que nécessitent les personnes séropositives;

- le manque d'accès aux conseils et au soutien de spécialistes;

- les systèmes de remboursement qui ne reconnaissent pas le temps requis pour prodiguer les soins complexes requis par le VIH.

Les chercheurs

Dans le cadre de l'engagement de la SEAGNU, le Canada a convenu des mesures suivantes :

- augmenter et accélérer les recherches sur les vaccins contre le VIH, et augmenter les recherches visant à améliorer la prévention, les soins, les traitements, les méthodes de prévention contrôlées par les femmes, les microbicides et les moyens de prévenir la transmission mère-enfant;

- adopter des approches pour contrôler l'efficacité des traitements, la toxicité, les effets secondaires, l'interaction des médicaments, la résistance et les effets des traitements pour le VIH sur la transmission et les comportements à risque;

- renforcer le processus de coopération et transférer les conclusions des recherches et les pratiques exemplaires aux personnes qui peuvent les utiliser.

Au cours des 20 dernières années, le Canada a formé un groupe de chercheurs extrêmement compétents qui ont fait des contributions majeures aux efforts mondiaux visant à comprendre et mettre un terme au VIH avec un investissement relativement peu élevé dans la recherche, dont : la découverte du 3TC, la création du Réseau canadien des essais VIH et ses travaux, y compris la validation de l'efficacité des inhibiteurs de protéase dans les combinaisons antirétrovirales, la documentation de l'immunologie du VIH parmi les travailleurs du sexe en Afrique, les travaux majeurs sur la résistance aux médicaments, les contributions aux recherches internationales sur le vaccin, des études pour relever les facteurs comportementaux qui contribuent à la propagation du VIH au sein de différentes populations et de la recherche sur les initiatives de réduction des préjudices pour les personnes qui utilisent des drogues injectables. Les chercheurs canadiens participent activement aux recherches fondamentales, comportementales/psychosociales, cliniques et épidémiologiques sur le VIH et à la surveillance, au contrôle et à l'évaluation. Le Canada a également établi des bases solides en recherche communautaire, à laquelle participent directement les personnes vivant avec le VIH et les organismes communautaires dans le cadre de la précision des questions de recherche, de la réalisation de la recherche et de l'utilisation de ses conclusions pour améliorer les services. Grâce à l'Association canadienne de la recherche sur le VIH (ACRV), les chercheurs canadiens du domaine du VIH organisent et coordonnent leurs efforts de recherche.

Pour améliorer notre capacité de recherche, nous devons relever un certain nombre de défis, notamment :

- **le rôle du Canada dans les efforts mondiaux de recherche.** Comme il n'est qu'un des partenaires dans la recherche internationale sur le VIH, le Canada doit définir les rôles spécifiques qui lui permettront de faire un meilleur usage de ses compétences/ ressources et d'éviter les dédoublements;

- **le besoin urgent d'attirer de nouveaux chercheurs dans le domaine du VIH.** Le Canada doit continuer de favoriser le développement, le mentorat et le soutien aux chercheurs dans ce domaine;

- **le besoin de soutien pour la recherche communautaire.** Ce domaine en est à ses débuts et a besoin de temps et de ressources pour se développer pleinement;

- **le manque de financement pour la recherche sur le VIH.** Actuellement, le Canada est loin derrière plusieurs autres pays en ce qui concerne le financement de la recherche sur le VIH. Par exemple, alors que le Canada dépense environ 1,3 million de dollars annuellement pour la recherche sur un vaccin, les États-Unis y investissent 400 millions de dollars US (environ 485 millions de dollars CA) et la France 8 millions d'euros (approximativement 12,7 millions de dollars CA).[99, 100]

- **l'écart entre la recherche et la pratique.** Les conclusions des recherches doivent être utilisées plus efficacement pour améliorer les programmes et services;

- **le besoin urgent de développer des traitements** sûrs plus efficaces et le défi que représente la collision de deux épidémies majeures : le VIH et l'hépatite C (voir la Section 4);

- **les défis liés à la viabilité.** Les chercheurs s'épuisent ou quittent le domaine. Davantage de soutien et de sécurité sont essentiels pour ce travail exigeant.

Autres organismes qui partagent la responsabilité d'offrir des services aux personnes séropositives

La première ligne n'est pas limitée aux services conçus spécifiquement pour le VIH. Les personnes vivant avec le VIH/sida et les communautés à risque utilisent de nombreux autres services sociaux et sanitaires, notamment les services de santé mentale, les services de toxicomanie et de réduction des méfaits, les programmes de logement, les banques alimentaires, les refuges, les programmes pour les femmes, les services pour les jeunes, les services des établissements, les services juridiques, les services de soins à domicile, les programmes de soins palliatifs, les programmes et services de réhabilitation et autres. Pour les aider à

---

[99] Comité permanent sur la santé. « Renforcer la stratégie canadienne sur le VIH/sida », juin 2003.

[100] Montants en dollars canadiens estimatifs en janvier 2005.

partager la responsabilité de répondre aux besoins des personnes vivant avec le VIH/sida et des communautés à risque, et pour créer un véritable système de services, nous devons répondre aux problèmes suivants :

- leurs besoins d'obtenir de meilleurs renseignements sur le VIH et sur les besoins des personnes et des communautés touchées;

- tout inconfort qu'ils peuvent ressentir en travaillant avec des personnes et des communautés touchées par le VIH;

- leurs besoins de niveaux appropriés de financement pour remplir leurs rôles partagés.

RÉSULTATS VISÉS

- Tous les organismes et toutes les personnes offrant des services aux personnes vivant avec le VIH/sida et aux communautés à risque possèderont les compétences, les connaissances, les ressources et la capacité requises pour répondre aux besoins émergents et changeants;

- Les personnes vivant avec le VIH/sida et les communautés à risque participeront plus activement aux programmes et services qui touchent leur vie et joueront un rôle de premier plan dans la réponse du Canada au VIH/sida;

- Les organismes communautaires de lutte contre le sida seront des leaders en développement de modèles novateurs de services répondant aux causes fondamentales des infections par VIH et des autres maladies, en identification des besoins des personnes séropositives, du diagnostic jusqu'à la mort, et en développement de services qui répondent à ces besoins;

- La capacité des organismes communautaires de lutte contre le sida de traiter de questions de justice sociale et de défendre les droits et intérêts des personnes et des structures aura considérablement augmenté;

- Le Canada possèdera un nombre suffisant de professionnels de la santé qui connaissent très bien le VIH et qui veulent prodiguer des soins;

- Les chercheurs canadiens continueront de faire des contributions importantes et mesurables à l'ensemble des connaissances mondiales sur le VIH, ainsi qu'à notre aptitude à traiter et à mettre un terme à cette maladie;

- Les autres organismes qui fournissent des services aux personnes vivant avec le VIH/sida et aux communautés à risque possèderont les connaissances et les compétences requises pour faire partie d'un système de services efficace.

OBJECTIFS
D'ici 2010 :

Initiatives dirigées par des pairs

- Des organismes efficaces, possédant les ressources adéquates et dirigées par des pairs, seront en place aux niveaux local, provincial/territorial et national;

- Tous les organismes financés pour offrir des services associés au VIH auront des politiques visant à assurer la participation significative des personnes vivant avec le VIH/sida et des communautés à risque;

- Les personnes vivant avec le VIH/sida seront représentées dans tous les groupes qui conseillent les gouvernements et les organismes non gouvernementaux, et qui planifient et offrent les programmes et services liés au VIH;

- Les personnes vivant avec le VIH/sida et les membres des communautés à risque joueront un rôle de chef de file en matière de conception et de prestation de leurs services.

Organismes communautaires de lutte contre le sida

- Les organismes communautaires de lutte contre le sida possèderont les connaissances, les compétences, les ressources et la capacité requises pour répondre aux besoins sociaux et sanitaires complexes des personnes vivant avec le VIH/sida et des communautés à risque;

- Les organismes communautaires de lutte contre le sida seront des chefs de file pour régler les problèmes de justice sociale, juridiques, éthiques et des droits de la personne et pour entretenir des relations de travail avec d'autres services sociaux et sanitaires qui reflètent leur responsabilité partagée à l'égard de la santé et du bien-être des personnes vivant avec le VIH/sida et des populations à risque;

- Les organismes communautaires de lutte contre le sida seront en mesure d'attirer et de conserver des employés très compétents et très motivés;

- Les organismes communautaires de lutte contre le sida et les organismes dirigés par des pairs partout au Canada possèderont les ressources nécessaires pour défendre les droits des personnes et revendiquer des changements systémiques qui profiteront aux populations à risque.

Professionnels de la santé

- Le nombre de professionnels de la santé donnant des soins aux personnes séropositives/sida augmentera;

- La proportion de professionnels de la santé qui ont reçu une formation sur le VIH dans le cadre de leur formation initiale et continue augmentera;

- Les fournisseurs de soins primaires auront un accès facile au soutien et aux conseils de spécialistes.

Chercheurs

- Le Canada possèdera un plan global et ciblé de recherche sur le VIH;

- De nouveaux chercheurs seront attirés dans le domaine, y demeureront et y feront des contributions mesurables;

- Le Canada haussera sa contribution aux efforts mondiaux pour améliorer les traitements et développer des microbicides et un vaccin;

- Les conclusions de la recherche auront une incidence directe et mesurable sur la pratique;

- Le Canada offrira un environnement dynamique et encourageant pour les chercheurs sur le VIH dans toutes les disciplines.

Autres fournisseurs de services

- Les employés travaillant dans d'autres organismes rapporteront une meilleure compréhension des problèmes auxquels font face les personnes vivant avec le VIH/sida et les populations à risque;

- Les employés travaillant dans d'autres organismes se diront plus à l'aise et plus confiants lorsqu'ils fournissent des services aux personnes vivant avec le VIH et les populations à risque;

- Les personnes vivant avec le VIH se diront plus satisfaites des services qu'elles reçoivent des autres organismes.

ACTIVITÉS

Général

6.1 Concevoir des modèles de financement qui amélioreront la capacité de la première ligne d'intervenir rapidement et de garder le cap en réduisant le recours aux projets de financement à court terme et en permettant la planification et les actions à plus long terme.

6.2 Impliquer les personnes vivant avec le VIH/sida et les communautés à risque dans l'établissement des priorités, la planification et la prestation de tous les programmes et services associés au VIH (ex. le diagnostic, les soins, les traitements, le soutien, la recherche) et les conseils donnés aux gouvernements et aux autres décideurs.

6.3 Fournir des occasions de bénévolat et d'emplois aux personnes vivant avec le VIH et aux membres des populations à risque.

Initiatives dirigées par des pairs

6.4 Fournir du soutien aux organismes autonomes et aux groupes de défense des droits pour les personnes vivant avec le VIH/sida à l'échelle du Canada.

6.5 Fournir du soutien aux organismes autonomes et aux groupes de défense des droits pour les communautés à risque.

6.6 Fournir des programmes de développement des capacités afin d'aider les personnes vivant avec le VIH/sida et les communautés à risque à développer des compétences pour jouer un rôle de premier plan dans la planification, la prestation et l'évaluation de la recherche et des services liés au VIH.

Organismes communautaires de lutte contre le sida

6.7 Augmenter la capacité des organismes communautaires de lutte contre le sida et des organismes dirigés par des pairs à régler les problèmes de justice sociale et de droits de la personne et pour défendre les individus et les communautés.

6.8 Créer des relations de travail efficaces entre les organismes de lutte contre le sida et les autres organismes qui partagent la responsabilité d'offrir des services aux personnes vivant avec le VIH/sida et aux populations à risque.

6.9 Mettre en œuvre et évaluer des modèles organisationnels novateurs qui ont le potentiel de répondre aux besoins sociaux et sanitaires complexes des communautés à risque et des personnes vivant avec le VIH/sida, à partir du diagnostic jusqu'à la mort.

6.10 Mettre en œuvre des stratégies pour attirer, former et conserver des bénévoles et des employés compétents.

Professionnels de la santé

6.11 Veiller à ce que les professionnels des services sociaux et sanitaires aient des cours sur le VIH et sa gestion durant leur formation et aient accès à l'éducation permanente portant sur le traitement du VIH.

6.12 Concevoir des programmes éducatifs, de soutien, de mentorat et autres pour surmonter les obstacles qui empêchent d'attirer et de conserver le nombre et la combinaison appropriés de professionnels de la santé dans le domaine du diagnostic, des soins, des traitements et du soutien associés au VIH.

6.13 Examiner la possibilité d'utiliser la technologie pour relier les fournisseurs de soins primaires, particulièrement ceux des petites communautés, aux spécialistes des maladies infectieuses.

6.14 Élaborer des modèles de soins partagés qui examineraient le potentiel d'une approche d'équipe (p. ex., infirmières praticiennes, médecins de premier recours, spécialistes, physiothérapeutes, ergothérapeutes, orthophonistes, conseillers d'orientation professionnelle, conseillers, nutritionnistes, services communautaires) pour répondre aux besoins complexes des clients et réduire la pression sur les seuls praticiens.

Recherche

6.15 Élaborer un Plan d'action axé sur la recherche dans le domaine du VIH pour le Canada qui :

- établira les priorités stratégiques de la recherche canadienne jusqu'en 2010, selon les besoins des personnes vivant avec le VIH/sida et des communautés à risque;

- définira, selon les forces comparatives de notre recherche, la façon de respecter nos engagements de la SEAGNU et d'augmenter notre contribution à la recherche internationale pour développer de nouveaux traitements, vaccins et microbicides;

- encouragera la collaboration entre les chercheurs afin d'atteindre des buts communs;

- déterminera les stratégies pour attirer et encadrer de jeunes chercheurs;

- déterminera les stratégies pour assurer que les conclusions des recherches soient partagées et que les nouvelles connaissances soient intégrées à la pratique;

- améliorera notre capacité d'évaluer les interventions en fonction de leur aptitude à améliorer la santé et le bien-être des personnes vivant avec le VIH ou à freiner l'épidémie;

- veillera à ce que le financement permette d'optimiser les résultats;

- gardera les chercheurs au Canada et dans le domaine.

Autres organismes

6.16 Fournir la formation et la soutien dont les organismes/fournisseurs de services non reliés spécifiquement au VIH ont besoin pour jouer leur rôle.

6.17 Concevoir des modèles de soins qui tirent parti des connaissances, compétences et ressources des autres organismes/fournisseurs de services.

S'il veut avoir la moindre chance dans sa lutte contre le VIH/sida, le monde doit forger une grande alliance où mieux unir ses efforts. »

Déclaration d'engagement sur le VIH/sida
de Kofi Annan, SEAGNU, Juin 2001

VI conclusion

En juin 2001, les Nations Unies ont lancé le défi à tous les pays du monde de s'unir pour combattre le VIH. Le Canada compte parmi la centaine de nations à avoir adopté la Déclaration d'engagement sur le VIH/sida, présentée lors de la Session extraordinaire de l'Assemblée générale des Nations Unies. Dans le cadre de cet engagement, nous avons promis de renforcer nos programmes nationaux an matière de VIH ainsi que les efforts déployés sur le plan international pour combattre le virus.

Au premier plan : le Canada se mobilise contre le VIH/sida constitue une étape cruciale pour remplir cette promesse. Ce plan offre une vision audacieuse de l'orientation que nous voulons suivre en tant que nation dans la lutte au VIH/sida au cours des cinq prochaines années. Il établit une approche globale prometteuse, une approche orientée sur les problèmes sanitaires et sociaux sous-jacents qui fragilisent les gens devant le VIH et d'autres problèmes de santé. Ce plan invite les Canadiens engagés dans la lutte contre le VIH à travailler ensemble pour formuler une réponse plus efficace et mieux coordonnée, une réponse qui nous permettra d'enrayer le virus et de sauver des vies.

Ensemble, nous pouvons faire en sorte que la troisième décennie du VIH/sida soit sa dernière.

table of contents

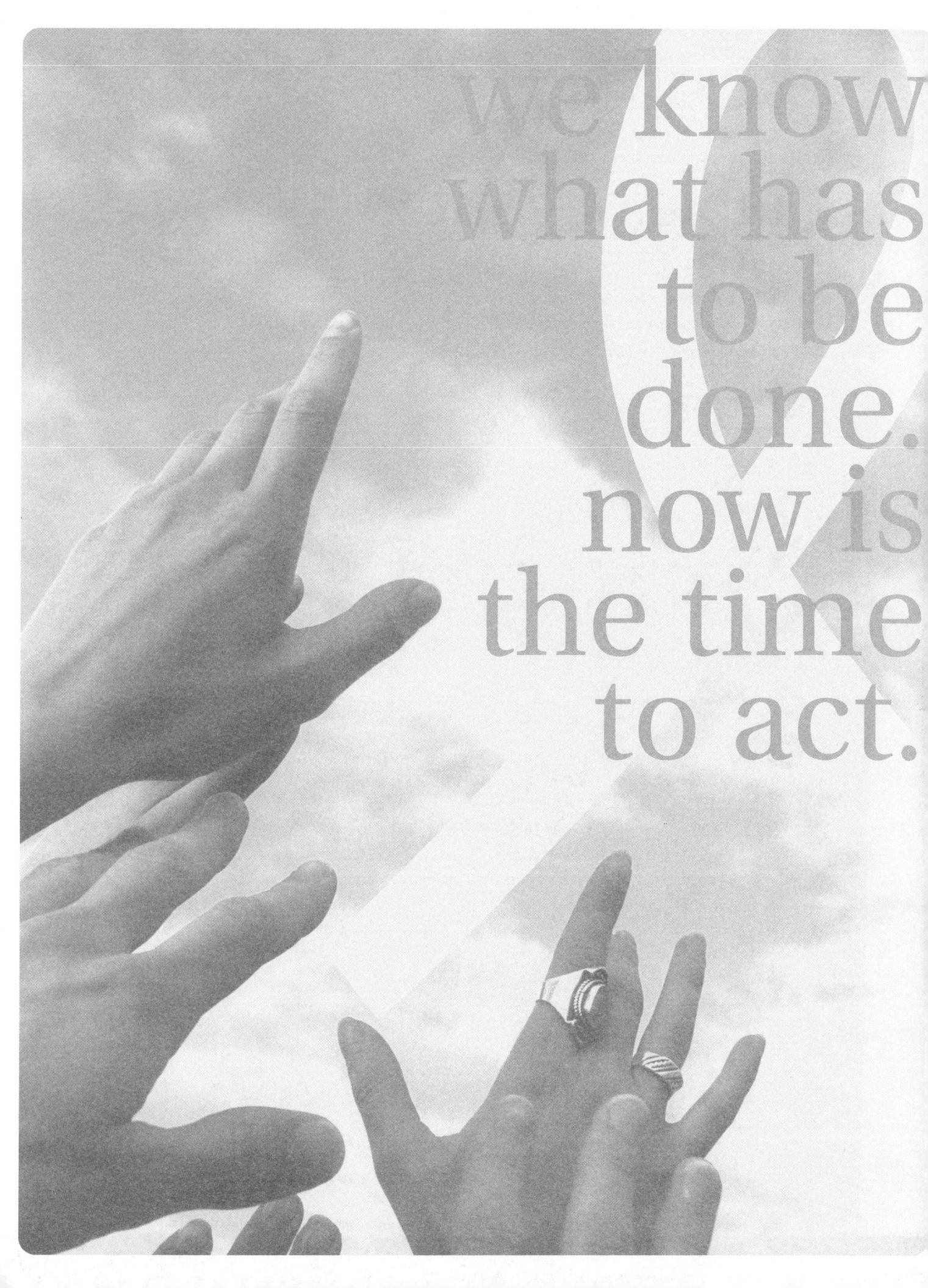

A CALL FOR ACTION

More than 20 years after the first AIDS case was diagnosed, HIV is still with us. Despite progress in both prevention and treatment, HIV continues to cause great harm and loss. A virus that many hoped would be eradicated in the 1980s has now infected and killed millions around the world. Faced with the catastrophic impact of HIV globally and rising rates of infection at home, we in Canada are at a turning point in our fight against HIV.

Do we accept that AIDS will be with us always – a debilitating illness that continues to steal people's health and lives – or do we redouble our efforts to stop the ravages of this preventable disease?

We have chosen to renew our efforts. *Leading Together: Canada Takes Action on HIV/AIDS (2005-2010)* is a hopeful new phase in our collective response to AIDS. It sets out an ambitious coordinated nationwide approach to tackling not just HIV but the underlying health and social issues that contribute to new infections and have devastating effects on people who are infected.

We know what has to be done. Now is the time to act.

Together we can: Leadership in a world of AIDS,
Joint United Nations Programme on HIV/AIDS (UNAIDS),
June 2001

This made-in-Canada response to HIV is a call for action.

Over the past 20 years, communities throughout Canada have developed an array of programs and services designed to raise public awareness, prevent the spread of HIV, reduce discrimination, and prolong life for people with HIV/AIDS (PHAs). Hundreds of individuals, organizations and governments across the country are actively involved in the fight against HIV/AIDS, from community-based AIDS organizations and PHAs[1] to physicians and other health professionals, public health units, researchers, human rights activists, advocacy groups, harm reduction services, addictions programs, correctional facilities, organizations that support prisoners, organizations that work with street youth, school boards and health teachers, organizations that work with new immigrants, Aboriginal organizations, housing programs, social service organizations, palliative care programs, and municipal, provincial, territorial and federal governments. For some, HIV is their main focus. For others, it is only a part of what they do.

While there is a great deal of activity throughout the country, it is not always coordinated. This document, which is based on widespread consultation with people across Canada, provides a blueprint for a strategic and coordinated Canadian response to the epidemic. It encourages effective partnerships between jurisdictions, within the health care system and with other sectors beyond health that have an impact on HIV, such as social services, education, housing and justice. It also encourages the meaningful participation of people most affected by HIV.

By acting strategically, working collaboratively and sharing our knowledge, skills and resources, all within a common framework, we will be more effective. By leading together, we will come closer sooner to achieving our common goals. Together, we have the potential to stop HIV.

---

[1] For the purposes of this report, the terms "people living with HIV/AIDS," "people with HIV/AIDS" and PHAs will be used interchangeably to represent the full experience of being infected and both living with and dying of HIV/AIDS.

HOW *LEADING TOGETHER* WAS DEVELOPED

As with all effective HIV approaches in Canada, *Leading Together* has been developed collaboratively. A large number of people have had a hand in determining the actions set out in these pages. Under the leadership of a small steering committee and with the support of Health Canada, broad consultations were held in 2003 to solicit feedback on the document. AIDS service organizations, clinicians and other health care professionals, researchers, national HIV/AIDS organizations and governments at all levels participated in face-to-face meetings. Special emphasis was placed on involving people living with HIV/AIDS and people at risk of HIV/AIDS, including gay men, people who use injection drugs, Aboriginal people, youth, women, people from countries where HIV is endemic and prisoners. A national on-line survey was also used to solicit feedback on the draft. Between 2002 and 2005, the process of revising the document recognized that the strength of *Leading Together* lies in its ongoing use and development.

2000: GRAY ROCKS MEETING
- Need for a plan with measurable objectives identified

2002: MONTREAL MEETING
- Mobilization on the plan

2002: STE-ADÈLE MEETING
- First draft plan developed

2003/04
- National, broad consultations

2005
- Revisions, publication

PURPOSE OF *LEADING TOGETHER*

Leading Together is a blueprint for Canada's response to HIV/AIDS to 2010.

It lays out the optimal, ideal response to HIV/AIDS in Canada in the third decade of the epidemic. It presents our collective view of what is needed for the future and pushes all those involved in the fight against HIV to seek better ways to respond to the virus. *Leading Together* is a living document that is intended to inspire action on all fronts so that we can all do more and do it better. It challenges us to use our imagination and energy to get ahead of the epidemic.

Leading Together captures the principles that drive HIV initiatives throughout the country and builds on strategies that have been used successfully in different parts of Canada and around the world. It reflects the best wisdom, experience and practices of those currently involved in Canada's response to HIV/AIDS.

Leading Together responds to calls from throughout Canada for a more strategic and coordinated approach to addressing HIV/AIDS in Canada. It encourages strategic thinking and planning and a sharing of responsibility. It provides an opportunity for increasing our partnerships, aligning our efforts and making more effective use of our collective knowledge, skills and resources.

Leading Together challenges governments, organizations and individuals to:

- make strategic decisions about how to use our resources

- identify priorities and actions (i.e., some organizations may have a role to play in all aspects of the document, some may be involved in only one activity and some may select a few priorities that fit within their mandate and resources)

- set out their plans to 2010 and consider how they will contribute to achieving the pan-Canadian targets, desired outcomes, goals and vision described in the document

- use the document to build better working relationships with other organizations that serve the same communities or share common goals

- monitor their initiatives and report on progress

- participate in ongoing efforts to ensure the document continues to reflect the optimal response to HIV in Canada, given that the plan will need to evolve as the epidemic and its response both continue to shift

Governments and organizations across Canada have been calling for a more strategic, coordinated approach to HIV. This document is a guide to help individuals, organizations, communities, provinces, territories and the federal government identify their roles and priorities to 2010. It encourages strategic thinking, research and planning and a sharing of responsibility.

All governments and organizations involved in HIV/AIDS research, policy development, planning or service delivery are already part of a pan-Canadian response: their activities contribute to efforts to achieve common goals. The document will give governments and organizations an opportunity to align their work within a larger plan, to work more closely with other partners and to make more effective use of their collective knowledge, skills and resources.

In this way, we will lead together.

Our VISION describes a realistic, credible future for all Canadians and, for those who share an uncompromising commitment to achieve this future, it is the drive behind the desire to coordinate our efforts and lead together.

Our MISSION articulates the rationale for an "all Canada" HIV/AIDS strategy. It highlights the commitment to a higher-level purpose required to develop an effective, broad, multi-sectoral response to the epidemic.

Our response to HIV is based on key common VALUES. These values identify what is important to all stakeholders involved in Canada's HIV/AIDS response, and they serve as a basis for identifying, assessing and implementing the required strategies.

I   the commitment

VISION: The end of the HIV/AIDS epidemic is in sight.

Canada is a leader in the fight against HIV/AIDS at home and around the world. The rights and dignities of people living with or vulnerable to HIV/AIDS are recognized, respected and promoted. People living with and vulnerable to HIV are partners in shaping the policies and programs that affect their lives. They have access to high-quality, effective services that meet their needs, and their health and well-being is enhanced. The racism, discrimination, poverty, and homelessness that fuel the epidemic have been reduced or eliminated.

MISSION:
- To champion the needs and rights of people living with HIV/AIDS and people at risk.

- To work collaboratively to build effective responses and lead the fight against HIV/AIDS at home and abroad.

- To act boldly and strategically to stop the HIV/AIDS epidemic.

VALUES:
Our response to HIV/AIDS reflects the broader values of Canadian society:

- **Social Justice.** All members of our society should be treated fairly, have their basic needs met, have access to the same services, and have opportunities to participate.

- **Human Rights.** All people, regardless of their sexual orientation, race, culture, gender or risk behaviour, are important, and their human rights – including their economic, social, cultural, civil and political rights – should be recognized, respected and promoted. Not one life is expendable. We recognize the dignity and worth of each person.

- **Diversity.** We recognize, respect and value individual and cultural differences and diversity.

- **Participation and Empowerment.** We support the participation of all, especially people living with HIV and the most disadvantaged. We strive to create an environment that empowers people to make healthy choices.

- **Global Responsibility.** As citizens of a caring and affluent nation, we have a responsibility to contribute our fair share of resources to international efforts to promote health and well-being.

- **Mutual Accountability.** Lives are at stake, and our resources must be used wisely. We are committed to creating an environment in which we hold one another accountable for our collective ability to use our resources effectively to make a substantial, positive difference in people's lives and achieve our goals.

GOALS
To the year 2010, we will pursue four main goals. All four goals are intricately linked. The second and third goals are a continuum:

1. Reduce the social inequities, stigma and discrimination that threaten people's health and well-being.

2. Prevent the spread of HIV.

3. Provide timely, safe and effective diagnosis, care, treatment and support for all people living in Canada with HIV/AIDS.

4. Contribute to global efforts to fight the epidemic and find a cure.

At this stage in the HIV/AIDS epidemic in Canada, there are 10 key reasons to step up our collective efforts.

II the current state of the epidemic: why we need to step up our efforts

1. THE EPIDEMIC IS INCREASING

The number of Canadians living with HIV continues to grow. At the end of 2002, an estimated 56,000 people were living with HIV infection[2] (including AIDS), representing an increase of about 12% from 1999. In terms of exposure category, these prevalent infections in 2002 comprised 32,500 men who have sex with men (MSM) (58% of total); 11,000 people who use injection drugs (20% of total); 10,000 heterosexuals (18% of total); 2,200 MSM/people who use injection drugs (4% of total); and 300 attributed to other exposures (<1% of total).

Of the estimated 56,000 prevalent infections in 2002, about 17,000 or 30% were unaware of their HIV infection. These individuals, named the "hidden epidemic," are particularly important because, until they are diagnosed, they are not able to access support, treatment and prevention services that could help them manage the illness and prolong their lives. A significant number of people in this group are not diagnosed until late in the course of HIV disease, when medications are of little help.

The number of new infections (incident infections) continues at approximately the same rate as three years ago. In Canada, there were an estimated 2,800 to 5,200 new HIV infections in 2002; of these, between 600 and 1,200 were among women, representing 23% of all new infections.

HIV continues to have a disproportionate impact on certain segments of our society. Examining the 2002 estimates by exposure category, MSM continue to represent the greatest number of new infections: 1,000 to 2,000 (40% of the national total of new infections). The proportion of new infections among people who use injection drugs was 30%, and 24% was attributed to the heterosexual exposure category.

The heterosexual exposure category is a diverse group that includes those who have had sexual contact with a person who is either HIV-infected or at increased risk for HIV (such as a person who uses injection drugs or a bisexual male), those who were born in a country where HIV is endemic, and those who have not identified any risk apart from sexual contact with the opposite sex. It is estimated that in 2002 there were approximately 3,700 to 5,700 prevalent HIV infections and 250 to 450 incident infections among persons who were born in a country where HIV is endemic. These numbers represent approximately 7-10% of total prevalent infections and 6-12% of total incident infections in Canada.

Aboriginal people continue to be overrepresented among HIV infections in Canada. They made up only 3.3% of the general Canadian population in 2001. It was estimated, however, that 5-8% of all prevalent HIV infections and 6-12% of all new HIV infections were among Aboriginal people in 2002.

Although current epidemiological evidence suggests that HIV prevalence is low among youth, data on sexual behaviour and sexually transmitted infections (STIs) clearly indicate that the potential exists for the spread of HIV among young Canadians. Those youth most at risk of HIV infection are those who are street-involved, engaged in the sex trade and/or who inject drugs.

Based on epidemiological evidence, the overall rate of HIV infection in prisons is estimated to be far higher than the rate in the general Canadian population. The need for accessible and innovative prevention and treatment programs for prison inmates is crucial because of the high rate of drug injection, unsafe tattooing and piercing, unprotected sex and other high-risk activities.

2. PEOPLE LIVING WITH HIV HAVE INCREASINGLY COMPLEX NEEDS

With the advent of highly active antiretroviral therapy (HAART), people with HIV are living much longer than they did in the 1980s and early 1990s, when the time between diagnosis and death was measured in months. But living for many years with a fatal infectious disease takes an immense toll on people's health, quality of life, finances, independence and self-esteem.

---

[2] Health Canada. *Estimates of HIV prevalence and incidence in Canada*, 2002. Canada Communicable Disease Report. Vol. 29 No 23. 1 December 2003.

Despite the progress that has been made in treating HIV, many people – particularly those living in small, rural and remote communities, but also many living in large urban centres – continue to have problems accessing care and treatment. This problem is exacerbated by the national shortage of physicians and other health care providers and the increasingly complex care needs of people with HIV.

Although antiretroviral therapies for HIV are effective for many people, they are not benign. In fact, these therapies are associated with a range of serious side effects, such as cancer, heart disease, peripheral neuropathy, lipodystrophy and neurocognitive impairments. The longer people are on HAART, the more likely they are to develop heart, kidney and liver diseases.[3]

A significant proportion of people with HIV also have other illnesses that threaten their health and complicate care. For example, as of December 1999, about 11,194 people living with HIV in Canada – or more than 20% of the total – were co-infected with hepatitis C,[4] and that number has since increased to close to 14,000. According to the Canadian AIDS Treatment Information Exchange (CATIE), the most frequently asked HAART-related questions are about liver failure and how to preserve liver function with HIV/hepatitis C co-infection; about the metabolic changes caused by HAART, particularly to cholesterol, lipid and blood sugar levels; and about lipodystrophy.[5]

Many people living with HIV are also coping with complex issues, such as addiction or mental illness. Between 40% and 60% of people with HIV suffer from depression, which can lead to a weakening of the immune system, faster disease progression, lack of adherence to treatment regimens (which, in turn, can lead to treatment failure and the development of drug-resistant HIV), greater risk of suicide and less ability to maintain safer sex and drug use practices.[6,7,8]

Because of their complex health needs, people living with HIV often face high prescription drug costs as well as costs associated with complementary therapies (e.g., vitamins, massage) that are not covered by government or private health plans. The financial impact of HIV is often exacerbated by the lack of flexible employment opportunities or disability plans that can accommodate the needs of people who will go through periods of ill health when they cannot work. As a result, a growing number of people with HIV in Canada are trapped in poverty and do not have adequate housing.[9]

Many people living with HIV/AIDS also struggle to manage sexual relationships in the context of a life-threatening STI. People with HIV/AIDS have the right to enjoy a healthy active sex life, yet little has been done to help PHAs have a healthy, affirming sexuality, which would also contribute toward lifelong prevention strategies to protect both their partners and themselves (i.e., from re-infection) and help define broader HIV responses.

3. TOO MANY PEOPLE WITH HIV ARE NOT RECEIVING, OR ARE RESISTANT TO, TREATMENT; AND TOO MANY ARE DYING

After dropping significantly in the mid-1990s, deaths from HIV/AIDS continue to occur. Some have expressed a fear that deaths may actually have increased recently, pointing, among other things, to the large number of well-known HIV/AIDS activists who have died in recent years (including one member of the steering committee that assisted in the development of this document).

Complex issues related to managing treatments have also emerged. Most people dying now from AIDS were either not treated at all, not treated soon enough or faced challenges in finding the right or most appropriate

[3] Palella Jr FJ, Baker R, Moorman AC, Chmeil J, Wood K, Holmberg SD, and the HOPS Investigators. *Mortality and Morbidity in the HAART Era: Changing Causes of Death and Disease in the HIV Outpatient Study*. Northwestern Univ., Chicago, IL, USA; Cerner Corp., Herndon, VA, USA; and CDC, Atlanta, GA, USA.

[4] Remis R. *Final Report: Estimating the Number of Persons Co-infected with Hepatitis C Virus and Human Immunodeficiency Virus in Canada*. Department of Public Health Sciences, University of Toronto. (March 31, 2001).

[5] Electronic communication from CATIE (June 2004).

[6] Ciesla JA. "*Meta-analysis of the relationship between HIV infection and risk for depressive disorders,*" Amer J Psychiatry, 158, 725-30 (2001).

[7] Cohen M et al., "*Prevalence of distress in persons with HIV,*" Psychosomatics, 43, 10-5 (2002).

[8] Ickovics JR et al., "*Mortality, CD4 cell count decline and depressive symptoms among HIV-seropositive women,*" JAMA, 285, 1466-74 (2001).

[9] AIDS Bureau. *AIDS in Ontario 2002*. Ontario Ministry of Health and Long-Term Care.

medication. Some cannot tolerate the medications or have strains of the virus that are resistant to treatment.[10] Others find it difficult to manage the complex demands of treatment regimens (e.g., the number of pills, when they have to be taken, etc.). In some cases, the complexity makes treatment inaccessible. A study in British Columbia has found that high AIDS death rates persist because of a lack of, or only marginal access to, antiretroviral therapy among certain populations. The study showed that one of every three people who die of AIDS in British Columbia has never been treated with antiretroviral drugs. Aboriginal persons, women, poor people, and people residing in the Downtown Eastside were overrepresented in this group. The researchers concluded that interventions aiming at improving access to antiretrovirals among HIV-infected Aboriginal persons, women, lower-income persons and people who use injection drugs are an urgent priority. They suggested that strategies to improve access and adherence could include better access to illegal-drug treatment programs, directly observed therapy programs, access to medical services without appointment, and on-site pharmacies at medical clinics.[11] Despite major efforts by Canadian prison systems, prisoners with HIV/AIDS also continue to have problems accessing treatment comparable to that available outside prisons. A significant number of prisoners with HIV discontinue antiretroviral treatment while in prison.[12] In addition, CATIE reports an increase in calls about salvage therapy for failing regimens and drug resistance.[13]

The overall prevalence of primary drug resistance was 8.6% in a sample of newly diagnosed individuals who had never received antiretroviral treatment; in this same sample, the prevalence of multi-drug resistance (resistance to more than one class of antiretroviral drugs) was 1.3%. In Canada, primary drug resistance has been observed in both females and males; across different age groups, ethnicities, and exposure categories; in HIV-1 subtypes A, B, and C infections; and among recent and established HIV infections. This prevalence of primary drug resistance is similar to the rates observed in other countries where highly active antiretroviral treatment is widely used.[14]

These trends also highlight the need for earlier diagnosis, the advent of new treatments and vaccines, less complex treatment regimens, and access to hospice and palliative care.

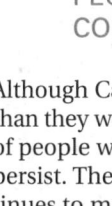

4. STIGMA AND DISCRIMINATION CONTINUE TO THREATEN PEOPLE WITH HIV AND COMMUNITIES AT RISK

Although Canadians are less fearful of AIDS than they were in the 1980s and more accepting of people with HIV, stigma and discrimination persist. The stigma associated with HIV continues to make it different from most other diseases. For example, in a recent survey, almost 30% of Canadians said they would not be comfortable working in an office with someone with HIV, and 43% of parents said they would be uncomfortable having their child attend school where one of the students had HIV.[15]

According to a recent report on HIV/AIDS stigma and discrimination, the stigma associated with HIV/AIDS in North America has been profoundly influenced by attitudes toward gay and bisexual men and toward people who use drugs – two groups of people who were highly stigmatized before the HIV epidemic. The report cites a number of studies from North America and Europe that found that a minority of the population are more likely to blame people and less ready to help them if they became infected through homosexual sex or drug use.[16]

[10] Harrigan PR, Hogg RS, Dong WWY, Yip B, Wynhoven B, Woodward J, Brumme CH, Brumme ZL, Mo T, Alexander CS, Montaner JSG. *Predictors of HIV Drug Resistance Mutations in a Large Drug-Naïve Cohort Initiating Triple Antiretroviral Therapy.* BC Centre for Excellence in HIV/AIDS, Department of Medicine, University of British Columbia.

[11] Wood E et al. *Prevalence and correlates of untreated human immunodeficiency virus type 1 infection among persons who have died in the era of modern antiretroviral therapy.* Journal of Infectious Diseases 2003; 188: 1164-1170.

[12] Jürgens R. *Canada: Does incarceration result in HIV treatment interruptions?* Canadian HIV/AIDS Policy & Law Review 2004; Vol. 9, No 2: 49-50, with reference to T Kerr, A Marshall, J Walsh, A Palepu, MW Tyndall, RS Hogg, J Montaner, E Wood. *Determinants of highly active antiretroviral discontinuation among injection drug users.* Canadian Journal of Infectious Diseases 2004; 15 (Suppl A): 86A (abstract 458P).

[13] Electronic communication from CATIE. June 2004.

[14] Public Health Agency of Canada. *HIV-1 Strain and Primary Drug Resistance in Canada: Surveillance Report to March 31, 2004.* Surveillance and Risk Assessment Division, Centre for Infectious Disease Prevention and Control, Public Health Agency of Canada, 2005.

[15] EKOS Research Associates. *HIV/AIDS – An Attitudinal Survey.* March 2003.

[16] de Bruyn T. *A Plan of Action for Canada to Reduce HIV/AIDS-Related Stigma and Discrimination.* Canadian HIV/AIDS Legal Network. 2004.

elasticity of tolerance

"How comfortable would you be if...?"

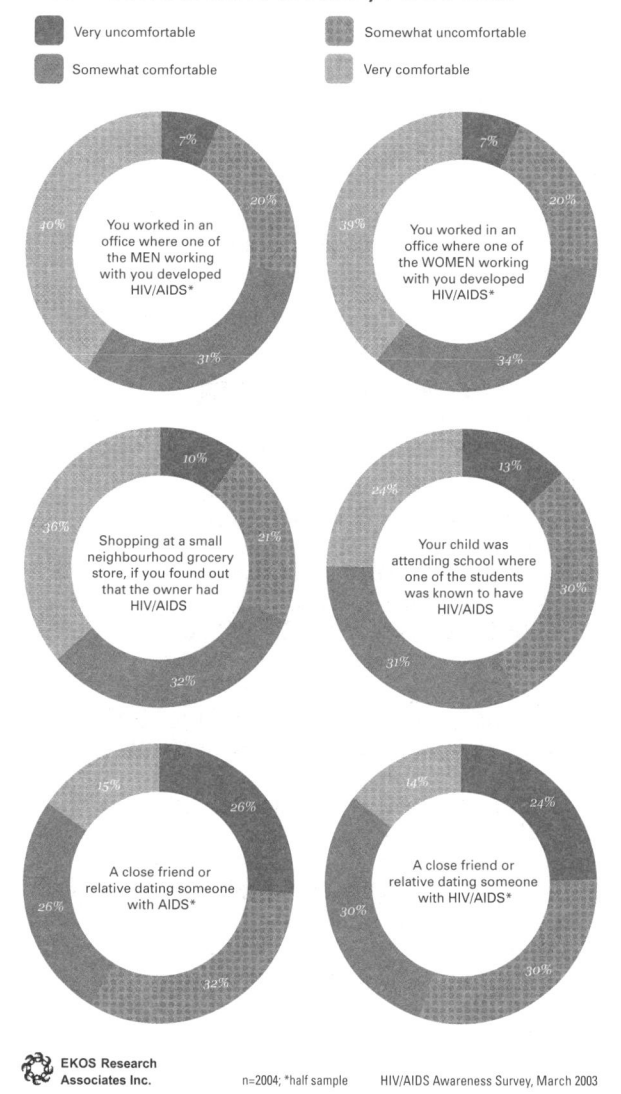

■ Very uncomfortable ▨ Somewhat uncomfortable
■ Somewhat comfortable ▨ Very comfortable

You worked in an office where one of the MEN working with you developed HIV/AIDS*
7% / 20% / 31% / 40%

You worked in an office where one of the WOMEN working with you developed HIV/AIDS*
7% / 20% / 34% / 39%

Shopping at a small neighbourhood grocery store, if you found out that the owner had HIV/AIDS
10% / 21% / 32% / 36%

Your child was attending school where one of the students was known to have HIV/AIDS
13% / 30% / 31% / 24%

A close friend or relative dating someone with AIDS*
15% / 26% / 32% / 26%

A close friend or relative dating someone with HIV/AIDS*
14% / 24% / 30% / 30%

EKOS Research Associates Inc.   n=2004; *half sample   HIV/AIDS Awareness Survey, March 2003

Canada does not have comprehensive data on HIV-related discrimination, but we do have some information that gives us some understanding of the extent of the problem.

For example:

- in 1988-89, the B.C. Civil Liberties Association received reports of 83 cases of discrimination against people with HIV (of these, nine related to housing, 32 related to employment, 14 related to access to health services, and 8 related to access to public services). The Association believed these cases represented only a portion of actual incidents.[17]

- in 2000, findings of a needs assessment of people with HIV/AIDS in New Brunswick revealed that of the 50 study participants, 86% feared discrimination because of their HIV status, and 66% *experienced* incidents of HIV-related discrimination (an increase from 33% in 1992). Many experiences of discrimination occurred in public settings (e.g., workplaces and public services).[18]

People with HIV who are part of a specific ethnic or cultural community – such as gay men, Aboriginal people and people from countries where HIV is endemic – often experience stigma and discrimination from within their community. This has implications for both the person with HIV and for the community: the person becomes highly isolated and the community is less able to prevent the spread of HIV or to provide support for those who are ill.[19]

The stigma associated with HIV isolates people who are infected and affects their quality of life. It can make people who are at risk of HIV/AIDS less willing to be tested or to seek treatment.[20] For people who belong to marginalized groups – such as gay men, people who use injection drugs, Aboriginal people, people from countries where HIV is endemic and sex workers – the stigma associated with HIV is compounded by other forms of discrimination, including homophobia, racism, gender inequality and negative attitudes toward drug use and sex workers.

[17] de Bruyn T. *HIV/AIDS and Discrimination: A Discussion Paper*. Canadian HIV/AIDS Legal Network and Canadian AIDS Society. 1998.

[18] Olivier C. *HIV-Related Discrimination Increasing in New Brunswick*. Canadian HIV/AIDS Policy & Law Newsletter. Vol. 5, No 2/3, Summer 2000.

[19] de Bruyn T. *HIV/AIDS and Discrimination: A Discussion Paper*. Canadian HIV/AIDS Legal Network and Canadian AIDS Society. 1998.

[20] Roth K. *Human Rights and the AIDS Crisis: The Debate Over Resources*. Canadian HIV/AIDS Policy & Law Review. 2000; Vol. 5, No 4: 93-98.

Stigma can lead to violations of the human rights of people living with HIV, including unlawful discrimination in housing, employment and health and social services. For example, in a survey of 34 people with HIV in Alberta, almost a third reported being treated unfairly by employers or co-workers as a result of their HIV status. Their jobs were terminated, they were asked to quit or their hours were severely reduced.[21]

Stigma can also lead to infection. For example, the HIV epidemic among Aboriginal people in Canada is compounded by racism, both past and present: forced assimilation, residential schooling and loss of culture have contributed to poverty, unemployment, multigenerational violence and substance abuse, all of which make Aboriginal people – particularly Aboriginal women and two-spirited people – more vulnerable to HIV.

5. POVERTY, HOMELESSNESS AND OTHER SOCIAL DETERMINANTS ARE FUELLING THE EPIDEMIC

Although HIV is caused by a virus and exacerbated by stigma, its spread is also fuelled by many factors in our society, including poverty, homelessness, lack of social support, physical and sexual abuse, childhood experiences and lack of education. These social determinants of health can lead to powerlessness in relationships, lack of self-esteem, lack of a sense of community, and other health issues (e.g., addictions or mental health problems) that interfere with people's judgment or ability to protect themselves. A homeless young person who trades sex for a place to stay or a meal may not be able to negotiate safer sex. A woman whose immigration status or financial security is dependent on her partner may be limited in her ability to protect herself. An older gay man who is concerned about his ability to compete in a youth/body-focussed culture may forgo the protection of a condom in order to have sex. Violence against women has a direct impact on their vulnerability. For example, women who are in abusive relationships may be forced to have unprotected sex.

Poverty and other social factors, such as the lack of flexible employment opportunities or adequate disability insurance coverage, also threaten the ability of people living with HIV to maintain their health. As noted earlier, many are unable to afford the high cost of prescription drugs or complementary therapies that are not covered by government or private drug plans. People who are inadequately housed also have difficulty maintaining treatment regimens.

Because social inequities fuel the epidemic, we must fight for social justice. To stop the spread of HIV and to improve care, we must address both the behaviours that put people at risk (e.g., unsafe sex and needle use) and the broader social determinants of health that make it difficult or impossible for people to make healthy choices or maintain their health.

6. MISCONCEPTIONS ARE LEADING TO MORE RISK TAKING AND LESS SUPPORT FOR SERVICES

Misconceptions are having a negative effect on our ability to fight the epidemic. For example, young people in 2003 knew less about certain aspects of HIV, such as the risks associated with having more than one sexual partner, than they did in 1989.[22] Even people at high risk have misconceptions: a significant proportion of gay men assume that young gay men are not infected or that they can "tell" when someone has HIV.[23] Based on these assumptions, many are taking more risks and engaging in unsafe sex.

Misconceptions are also affecting public support for HIV/AIDS services. About 81% of Canadians think the treatments now available for HIV are effective, and 17% believe that if people with HIV are treated early the disease can be cured.[24] These assumptions mean that people are less willing to give money to HIV/AIDS programs and services.

[21] AIDS Calgary. Human Rights Project. 2003.

[22] Council of Ministers of Education, Canada. *Canadian Youth, Sexual Health and HIV/AIDS Study: Factors influencing knowledge, attitudes and behaviours.* 2003.

[23] Adams BD, Husbands W et al. *Renewing HIV Prevention for Gay and Bisexual Men. A Research Report on Safer Sex Practices Among High Risk Men and Men in Couples in Toronto.* 2003.

[24] EKOS Research Associates. *HIV/AIDS – An Attitudinal Survey.* March 2003.

7. THE GLOBAL EPIDEMIC IS DEVASTATING POORER COUNTRIES AND THREATENING RICHER ONES

HIV is a global problem, and parts of the world are being overwhelmed by the epidemic. According to the *UNAIDS 2004 Report on the global AIDS epidemic*, almost 5 million more people worldwide were newly infected with HIV – the greatest number in any year since the beginning of the epidemic – and 3 million died of AIDS-related illnesses. Over 20 million have died since the first cases of AIDS were identified in 1981. In 2004, 39.4 million people – more than the population of Canada – were living with HIV.[25]

The countries most affected are those with the fewest resources. Over 95% of HIV infections are occurring in poor and/or developing countries. In some countries in sub-Saharan Africa, over 30% of the population is infected, and AIDS threatens to wipe out an entire generation. AIDS is now the leading cause of death in sub-Saharan Africa and the fourth biggest global killer. The virus is also spreading rapidly in other parts of the world, including the Caribbean, India, China and Southeast Asia, and in Eastern Europe and Central Asia, where it is fuelled by injection drug use (IDU).[26] HIV has the potential to devastate emerging economies and destabilize governments. The impact will be felt worldwide.

Because diseases do not respect borders, Canada cannot stop the HIV epidemic at home without helping to stop it worldwide. Canada also has a legal and ethical obligation to contribute to global efforts to stop disease and suffering.

8. INCREASED AND SUSTAINABLE FUNDING SOURCES ARE NEEDED TO KEEP PACE WITH THE EPIDEMIC

Funding for HIV/AIDS-specific programs and services comes from many sources: provincial and territorial departments of Health and Social Services, federal departments and agencies (e.g., the Public Health Agency of Canada, Health Canada, Correctional Service Canada and the Canadian International Development Agency), federal and provincial research funding organizations, municipal governments, foundations and donations. Funding also comes from other government programs and services that serve populations affected by HIV, such as correctional services, addiction programs, STI programs, and programs for Aboriginal people, recent immigrants and youth.

While other health initiatives and diseases rely on private donations to fund programs and services, HIV programs and services have never received a comparable level of philanthropic support. This is in part because HIV infects a relatively small proportion of the population compared to illnesses such as heart disease or cancer. However, other factors also influence the level of private funding for HIV/AIDS. Since the late 1990s, corporate and individual donations to HIV organizations have dropped dramatically – a reflection of both the public misconception that HIV is now a treatable disease and the marginalization of many affected by HIV, such as people who use injection drugs.[27]

Because HIV receives less support from private citizens and companies, there is a stronger imperative for all governments to provide long-term and sustainable funding for HIV initiatives that meet the increase in scope, cost and complexity of the epidemic.

Between 1993 and 2003, HIV/AIDS-related programs and services experienced a 43% increase in demand due to both new infections and people living longer with the disease.[28] As a result, "important prevention efforts were not sustained and new prevention programs were not initiated; new policy was not developed and important research was not conducted; organizations were weakened and had to compete rather than cooperate."[29] For many organizations – particularly community-based AIDS organizations – this has led to an increase in staff and volunteer burnout and turnover.

Organizations and jurisdictions also report increasing problems attracting and retaining people and expertise, including staff for community-based agencies, volunteers, physicians and researchers. While this growing gap is due

---

25,26 UNAIDS. *UNAIDS 2004 Report on the global AIDS epidemic*.

27 Martin Spigelman Research Associates. *Getting Ahead of the Epidemic: The Federal Government Role in the Canadian Strategy on HIV/AIDS 1998-2008*. 2003.

28,29 Ibid.

in part to a lack of resources, it is also due to the increasing complexity of HIV/AIDS care (for physicians), the challenge of working with marginalized populations, the misconception that HIV/AIDS is no longer as large a problem as it once was, and the fact that community-based AIDS organizations cannot compete with the private sector and many other organizations in the public sector in terms of salaries.

Securing long-term and sustainable funding for HIV initiatives is also a global issue. Despite the contributions of additional funding by a number of countries to date, global efforts still fall far short of the estimated US$10 billion a year required to stop the epidemic.[30]

 9. ACTING NOW WILL SAVE THE HEALTH SYSTEM MILLIONS OF DOLLARS

With the growing number of new infections, the increasing number of people living longer with HIV, and the cost of new therapies, the economic costs associated with AIDS continue to rise. According to an Alberta study, the direct cost of HIV medical care per patient per month increased from about $655 in 1995 to $1,036 in 2001, primarily due to HAART. In 1995, antiretroviral drugs accounted for 30%, or $198, of the cost per patient per month; in 2001, they accounted for 69% or $775. While the health care system is now spending more on drugs for HIV, because of these drugs it is spending less on in-patient, out-patient and home care.[31]

In Canada, lifetime care and treatment costs have been estimated in 1998 to total about $160,000 per person with HIV, while the indirect costs associated with lost productivity and premature death may be as high as $600,000 per person.[32] In addition, treatment costs vary depending on where people live and where they are treated. For example, people living in rural or remote areas who must travel to

receive care often have significantly higher costs. While it is possible to calculate the treatment costs associated with HIV, the personal and social costs of each case of HIV – for the person infected, his or her friends and family, and society – are immeasurable.

Every HIV infection that is prevented avoids approximately three quarters of a million dollars in direct and indirect costs.[33] According to a recent analysis of the costs associated with HIV/AIDS, reducing the number of new infections each year by 50% would save the health care system and society $1.5 billion over a five-year period. As the report notes, "Because of the enormous economic burden of HIV/AIDS, prevention and management strategies are highly cost effective, and will produce significant long-term direct and indirect cost savings to the Canadian economy."[34]

10. ACTING NOW WILL SAVE LIVES

By acting now and renewing our efforts, we can save and prolong lives.

Other countries that were more aggressive in their response to HIV, such as the United Kingdom and Australia, have had a much smaller epidemic than Canada (1.5 infections per 100,000 people).[35] If we work together to step up prevention, diagnosis, care, treatment and support programs and achieve the targets set out in this document, we can prevent thousands of new infections and save many lives.

With the advent of HAART, people are now living longer with HIV. If we continue to invest in developing new treatments, we have the potential to add more years and more quality to the life of each person who is infected.

By acting now, our society will reap the enormous economic, social and personal benefits of their productivity and creativity.

[30] This is the funding requirement identified by the Global Fund to Fight AIDS, Tuberculosis and Malaria.

[31] Krentz HB, Auld MC, Gill MJ. *The changing direct costs of medical care for patients with HIV/AIDS, 1995–2001.* CMAJ. 2003 July 22; Vol. 169, No 2: 106–110.

[32] Martin Spigelman Research Associates. *Getting Ahead of the Epidemic: The Federal Government Role in the Canadian Strategy on HIV/AIDS 1998-2008.* 2003.

[33] Ibid.

[34] GPI Atlantic. The Cost of HIV/AIDS in Canada. June 2001.

[35] www.avert.org. November 19, 2004.

Over the past two decades, Canadians have learned a great deal about how to respond to HIV. We have identified nine critical success factors or ways of working that, when woven together, form a cohesive blueprint for a coordinated and strategic Canadian response to get ahead of the epidemic.

III the blueprint

COMMITMENT TO SOCIAL JUSTICE AND HUMAN RIGHTS

"The vulnerable must be given priority ..."

> *Keeping the Promise: Summary of the Declaration of Commitment on HIV/AIDS, Special Session on HIV/AIDS, June 2001*

HIV is more than a health problem. Social factors – such as discrimination in all its forms, poverty, homelessness and abuse – threaten the ability of those who are most vulnerable to protect their health. When social determinants of health are seen from the perspective of a commitment to social justice, they become ethical issues that a caring society has an obligation to address. By combating injustices that contribute to poverty and homelessness, a society can reduce the vulnerability that handicaps many people, particularly women, in their efforts to avoid or manage HIV infection.[36] In the context of health, a commitment to social justice requires us to work collectively for the good of all and address the determinants of health by redressing inequalities and injustices.

PROGRAMS AND SERVICES BASED ON SOCIAL JUSTICE:

- recognize individual and cultural differences and diversity

- recognize the dignity and worth of each person, and encourage self-esteem

- strive to ensure everyone is treated fairly and has equitable access to services and health outcomes

- meet everyone's basic life needs

- reduce inequities in wealth, income and life chances

- encourage participation by all, including the most disadvantaged.

An effective response to HIV:

- recognizes and addresses the broad determinants of health that make people vulnerable to HIV and to disease progression

- understands those determinants in ethical terms and is committed to addressing the injustices that contribute to them

- is based on human rights and recognizes that protecting people's human rights – including the right to the highest attainable standard of health – is a means of achieving social justice and the goals of this document.

Advocacy is an essential part of a commitment to social justice and to human rights. When the voices of a disadvantaged group are not heard or listened to, others must speak for them and advocate for their civil and political rights (e.g., freedom of expression and association, freedom from torture) and their economic, social and cultural rights (e.g., the right to shelter, food, a safe working environment). All those involved in HIV must champion the rights of people living with HIV and of communities at risk. The determinants of health will be addressed when social justice is achieved, and social justice is achieved when the human rights of every person are fully realized.

2. **LEADERSHIP AND INNOVATION**

"[P]reventing HIV infection is not only a matter of resources; it is also a matter of political choice, courage and will."

> *Kenneth Roth, Executive Director, Human Rights Watch, Plenary Presentation, XIII International AIDS Conference, July 2000*

Leadership is a critical part of an effective response to any disease that affects and stigmatizes marginalized people. To tackle the complex underlying causes of HIV, we need leadership at all levels: among people with HIV, in communities at risk, in local communities, among service providers and researchers, in the business community, and within Aboriginal, provincial/territorial and federal governments. We need committed people who are willing to speak out to convince the public and policy makers that HIV deserves focussed, discrete attention. We also need people who are willing to act boldly, to innovate, to fight for unpopular causes, to act against public opinion when necessary, and to find new and better ways to stop the epidemic.

We can trace the impact of leadership in HIV/AIDS at home and globally. In the early days of HIV in Canada, when homophobia and discrimination made gay men more

---

[36] Roth K. *Human Rights and the AIDS Crisis: The Debate Over Resources*. Canadian HIV/AIDS Policy & Law Review. Vol. 5, No 4, 2000.

vulnerable to infection, strong leaders in the community, the health care system and government were able to:

- introduce policies to protect gay men's rights and reduce discrimination

- advocate successfully for increased funding for HIV programs and improve care

- challenge Canadian society's reluctance to talk openly about sex and sexuality in care and prevention programs

In other parts of the world, leadership has also played a key role.

 3. MEANINGFUL PARTICIPATION OF PEOPLE LIVING WITH HIV/COMMUNITIES AT RISK

The success of our national, regional and global programmes requires the greater involvement of people living with HIV/AIDS. [E]nsuring their full involvement … will … stimulate the creation of supportive political, legal and social environments.

Article 1, Paris AIDS Summit Declaration Greater Involvement of People with AIDS (GIPA) Principle, 1994

The meaningful participation of people living with HIV and of communities at risk is fundamental to reducing the stigma and discrimination associated with HIV, preventing the spread of the virus, improving care, improving living conditions and ending the epidemic. The active, meaningful participation of those most affected by HIV offers a number of distinct benefits. For example:

- it recognizes the rights of people living with HIV to participate in the decisions that affect them

- it gives the health and social service system valuable advice, knowledge and experience, which results in more effective and more cost-effective interventions

- it gives those who become involved better access to social support – one of the determinants of health – and people who have a strong social support network enjoy better health and are more able to influence policies and programs that affect their health

From the beginning of the epidemic in Canada, people living with HIV and communities at risk have been a powerful force in:

- providing leadership

- influencing policy

- planning programs and services

- advocating for research and access to treatments

- delivering peer-led programs

Despite these contributions, the capacity and opportunity of people with HIV/AIDS to participate in and guide HIV programs and services has often been ignored by decision makers and people in authority. Every effort must be made to encourage meaningful participation, particularly by people and groups who have not been actively involved to date and who may lack the needed skills or confidence and need support.

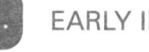 **4. EARLY INTERVENTION**

Services designed to be in place early and to get ahead of the epidemic have the potential to radically change the course of HIV disease in Canada and around the world. For example:

- countries that implemented needle exchange programs early and provided other comprehensive services were able to significantly slow the epidemic among people who use injection drugs

- by offering HIV testing to all women during pregnancy, Canada has almost eliminated mother-to-child transmission and significantly reduced the number of children born with HIV

- the earlier people with HIV are diagnosed, the better chance they have to maintain their health, receive appropriate treatment, potentially prolong their lives, and take steps to prevent HIV transmission wherever possible

Dealing with HIV forces us to be bold and to question how services are provided.

5. RESEARCH/EVIDENCE

To get ahead of the epidemic, we need research. Canada's investments in basic science, evaluation and research (epidemiological, clinical, psychosocial, community-based and health services):

- enable us to track and monitor the spread of HIV
- contribute to worldwide efforts to understand and stop HIV disease
- help us understand the needs of people living with HIV and of communities at risk
- lead to stronger care and treatment programs
- inform policy
- help us make more effective use of limited resources

6. A SUSTAINED RESPONSE

Preventing and treating HIV are linked and require comprehensive, long-term programs and services. To be effective:

- prevention information must be delivered many times in many different ways
- prevention programs must be adaptable to new knowledge and changing needs
- prevention programs must be developed for and by people living with HIV/AIDS as part of lifelong disease management
- treatment programs must respond to the needs of people with HIV/AIDS, who are now living 20 years or longer with the disease and need ongoing access to care, treatment and support services that take into account their other health needs as they age

HIV programs and services cannot be short-term, stopgap efforts. They must be both sustainable and sustained.

7. CULTURE-, GENDER- AND AGE- APPROPRIATE PROGRAMS AND SERVICES

When dealing with issues like sex, sexual orientation, relationships and substance use, one size does not fit all. For example:

- young people need information appropriate to their age and stage of development
- gay men respond best to initiatives that reflect gay culture
- women need prevention and treatment services that take into account other issues they may face (e.g., financial dependence, violence, abuse, pregnancy and reproduction issues)
- people from different ethnocultural and ethnoracial groups needs services that are sensitive to their cultural values and beliefs
- programs and services for First Nations, Métis and Inuit people must "first and foremost, show respect and honour for all Aboriginal beliefs, practices and customs" and reflect the "pride and dignity that Aboriginal heritage demands."[37]

8. A COMMITMENT TO MONITORING, EVALUATION AND QUALITY IMPROVEMENT

To stop the epidemic, our programs must be better tomorrow than they are today. We must:

- monitor and evaluate the impact of what we do
- learn from our experiences
- continually refine and improve our services

9. SHARED RESPONSIBILITY

Many of the social and economic factors fuelling the epidemic are beyond the scope and control of HIV/AIDS service organizations (e.g., addictions, mental health issues, co-infection with hepatitis C and other STIs) and many are beyond the scope and control of the broader health system. To influence the social determinants of health, we must move to a culture of shared responsibility with other services and systems, such as:

- income programs
- social and housing services
- the justice system
- the education system
- correctional services
- the private sector (e.g., employment)

---

[37] Canadian Aboriginal AIDS Network. *Strengthening Ties – Strengthening Communities. An Aboriginal Strategy on HIV/AIDS in Canada.* 2003.

THE HIV BLUEPRINT AT WORK:
TWO EXAMPLES

[EXAMPLE 1] **Insite** – Vancouver's supervised injection facility – is an example of the proposed strategic approach in action. This initiative was driven by social justice: the belief that people who use injection drugs have the same rights as others and that a just and caring society had an obligation to help people who inject drugs reduce the risk of overdose deaths and illnesses, such as HIV and hepatitis C. It was based on a sense of shared responsibility among a number of players and involved leadership; a bold, sustained and persistent approach; and grass-roots action.

In the late 1990s, in the wake of an epidemic of overdose deaths among people who use injection drugs, a small group of community activists – people who use injection drugs, gay men, researchers and a parents' group – came together to advocate for a legal safe injection site in Vancouver. They saw the site as an effective early intervention that could significantly reduce the harm associated with injecting drugs. Leaders themselves, they inspired others to lead: both the former and current mayor of Vancouver spoke out openly about the need and the city's responsibility and made services for people who inject drugs an election issue.

The process of advocating for the site was largely led by the people most affected – people who use injection drugs – who spoke out about their needs and helped ensure that the service would be culturally appropriate. The group carefully built an evidence-based case for the safe injection site by researching similar models in other countries, inviting people from other jurisdictions to talk about the experience, conducting studies to demonstrate that the site would be used and using a persuasive legal analysis prepared by the Canadian HIV/AIDS Legal Network. The group also shared responsibility with other sectors highly affected by the problem, including the police, the public health department and health professionals who served the community of people who use injection drugs, and built effective collaboration around a tangible issue. Members devoted significant time and resources to educating the public about the public health and social

benefits of a safe injection site through public fora and the media (members of the group estimate that they were involved in more than 100 media interviews).

After several years of sustained talk, research and advocacy, Insite opened in September 2003 as North America's first supervised injection site scientific research pilot project. Insite provides a clean, safe environment where users can inject their own drugs under the supervision of clinical staff. Nurses and counsellors provide on-site access and referral to addictions treatment services, primary health care and mental health providers, as well as first aid and wound care. The goal of the research project is to assess whether the safe injection site will reduce the harm associated with IDU (e.g., drug overdoses); reduce the costs associated with serious addiction (e.g., health, social, legal and incarceration costs); improve the health of injection drugs users; and lead to more appropriate use of health and social services by people who use injection drugs.

Ongoing monitoring and evaluation are vital, both because they will help further improve, and hopefully expand, the supervised injection facility and other services for people who use injection drugs in Vancouver and because they will provide data that should assist other communities in their efforts to establish such services.

Insite has been successful in terms of utilization: people who use injection drugs adopted the site much more quickly than expected. It has also been effective in reducing overdose deaths – as of September 2004 (the period for which data are available), no clients of the site had died from an overdose.[38] Clinic staff now oversee approximately 550 injections over an 18-hour period each day. The majority of clients are men. The clinic has also resulted in an improvement in public order: during the first 12 weeks the facility was open, the number of people injecting drugs in public dropped, and the number of discarded syringes decreased by 50%.[39] The more important and valuable evaluation of whether Insite has had an impact on the spread of blood-borne diseases such as HIV and hepatitis C will take many more months.

---

[38] BC Centre for Excellence. *Evaluation of the Supervised Injection Site. Year One Summary.* September 17, 2004.

[39] Wood E, Kerr T, Small W, Li K, Marsh DC, Montaner JSG, Tyndall MW. *Changes in public order after the opening of a medically supervised safer injecting facility for illicit injection drug users.* CMAJ. Vol. 171, No 7. September 28, 2004.

[EXAMPLE 2] **Changes to the *Patent Act*.**
In August 2003, the World Trade Organization (WTO) decided that under the Agreement on Trade-Related Intellectual Property Rights WTO member countries could manufacture generic drugs under a compulsory licence for export to countries with no or insufficient capacity to manufacture their own generic pharmaceuticals. This ruling opened the door for countries like Canada to help developing countries struggling with the high cost of drugs for HIV/AIDS or other public health problems. For the WTO ruling to have the desired impact, however, individual countries must amend their domestic patent laws to allow generic drug manufacturers to get compulsory licences to produce less expensive medicines for export.

In Canada, the Global Treatment Access Group (GTAG), an affiliation of Canadian civil society organizations committed to health and human rights (e.g., AIDS advocacy groups, humanitarian organizations, development groups, human rights groups, labour unions, student groups, faith organizations), worked to put the issue on the federal government's agenda. Additional support came from Stephen Lewis, UN Special Envoy for HIV/AIDS in Africa, who in a keynote address at the annual general meeting of the Canadian HIV/AIDS Legal Network in September 2003, and again a week later at a conference in Nairobi, Kenya, on AIDS and STIs in Africa, challenged Canada and other wealthy countries to address some of the inequities in AIDS treatment and take action to increase access to cheaper drugs. Then Minister of Industry, Allan Rock, with the support of some Cabinet colleagues, took up the challenge.

But getting the changes implemented required persistence and advocacy. As negotiations proceeded, the civil society organizations were concerned that the proposed changes to the *Patent Act* would be too narrow and restrictive in terms of the drugs or diseases that it might cover, or that the Government would introduce unnecessary and counter-productive provisions. They continually lobbied the Government to ensure that it would live up to international agreements. At one point, concerned that poor legislation was being pushed through too quickly, they advocated

with all parties in the House of Commons to stop the revised bill, arguing that no changes were better than inadequate changes. As a result, the legislation was sent to committee, where some of the major problems were addressed.

The process was a lesson in advocacy and collaboration. The legislative changes involved the work of five different federal departments and agencies – International Trade Canada, Foreign Affairs Canada, Industry Canada, Health Canada and the Canadian International Development Agency – non-governmental organizations and industry, who came together to advise Parliament on the best possible approach. The bill was tabled early in 2004 and enacted by Parliament on May 14, 2004. Although no generic drug companies in Canada have yet come forward to test the new law (as of December 2004), the changes to the *Patent Act* are already having an impact by contributing to the global political momentum to implement the WTO decision.

The same coalition that was successful in advocating for the changes to the *Patent Act* is now encouraging Canadian generic companies to test the Act. They also continue to advocate for other action that would enhance global health, such as increases in Canada's official development assistance, ensuring that Canadian trade policy does not negatively affect access to health care at home or abroad and working to ensure that the review of Canada's foreign policy takes HIV/AIDS and human rights into account.

Government, non-governmental organizations (NGOs) and industry continue to work together to follow through on making use of the Act to provide greater access to affordable medicines for those in need.

With HIV initiatives like these – that are based on social justice and a commitment to human rights, involve people living with HIV, acknowledge a shared responsibility, use leadership and evidence, are culturally appropriate and act early and stay the course – we can get ahead of the epidemic.

Hundreds of people and organizations across the country are involved in HIV programs and services. The main players are those who have a specific HIV/AIDS mandate (e.g., ministries of health, community-based AIDS organizations, health care providers and researchers); however, given the social and economic factors that fuel the epidemic, other government departments, individuals and organizations also play a vital role in our response (e.g., human rights organizations, harm reduction and treatment services for people who use injection drugs, mental health services, housing services, settlement services, schools, programs that serve youth and women, international development organizations). To respond to evolving HIV issues and achieve common goals, all must work together.

IV who shares responsibility for responding to HIV?

ROLES AND RESPONSIBILITIES

In Canada's response to HIV/AIDS, different actors have different roles:

1. People living with HIV or at risk of HIV

- identify the needs that drive services
- help plan culturally appropriate programs and services that meet their needs
- provide leadership and run peer-led programs
- advocate for resources to provide needed services
- play a key role in preventing the spread of HIV
- inform all decisions affecting their lives

> In Canada's health care system: the federal government is usually responsible for overall health policy and research; the provinces and territories for planning and managing health services; and individual health organizations for delivering health services. Federal funding for health services is usually given to the provinces and territories, who then decide how best to use it to support their programs and priorities.
>
> Federal government funding for HIV is particularly important because of the stigma and discrimination associated with HIV and because of the need for resources and leadership in this area.

2. Local actors

- work with people living with HIV and people at risk to develop and deliver a wide range of services designed to prevent the spread of HIV, provide treatment and care for people with HIV, and address the broader determinants of health and other factors fuelling the epidemic
- undertake research on biomedical, psychosocial and epidemiological aspects of HIV/AIDS
- use new knowledge to develop effective programs and services
- identify emerging trends and issues
- advocate for resources to provide needed services
- work with provincial, territorial and federal partners to develop policies

3. Provincial/territorial actors

- monitor the spread of HIV
- develop HIV policies and priorities
- fund health and social programs and services
- monitor the effectiveness of HIV services
- conduct research
- ensure equitable access to provincially/ territorially funded services

4. First Nations, Métis and Inuit communities and governments

- identify the needs of First Nations, Métis and Inuit people, on and off reserve
- develop policies and priorities to meet those needs
- develop culturally appropriate programs and services
- advocate for resources to provide needed services

5. National actors

- provide leadership for the Canadian response to HIV/AIDS
- develop policies
- fund research and community-based AIDS prevention initiatives
- work with relevant stakeholders to identify priorities for research in Canada
- conduct research and analysis
- develop resources
- provide education
- advocate for change
- monitor the spread of HIV and disseminate surveillance information
- ensure equitable access to federally funded services
- promote coordination among national, provincial and territorial actors
- negotiate Canada's contribution to the global fight against HIV

Greater collaboration will mean better use of each partner's strengths and resources and, ultimately, better outcomes.

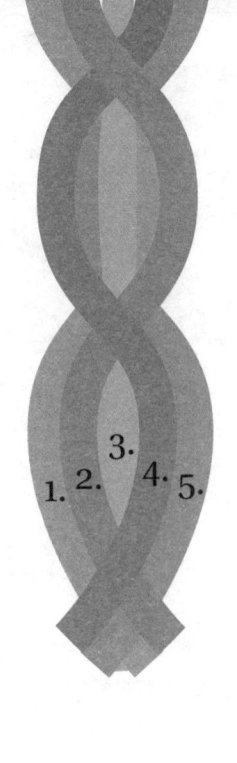

To the year 2010, governments, organizations and individuals involved in the Canadian response to HIV/AIDS should focus their collective efforts on six key strategies in order to get ahead of the epidemic. Each strategy is linked to every other in some way and is not only valuable in itself but is also valuable as part of the whole.

1. Increase awareness of the impact of HIV/AIDS and increase the commitment to sustained funding for HIV/AIDS programs and services

2. Address the social factors/inequities driving the epidemic

3. Step up prevention efforts

4. Strengthen diagnosis, care, treatment and support services

5. Provide leadership in global efforts

6. Enhance the front-line capacity to act early and stay the course

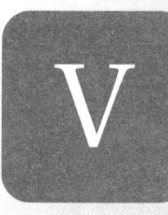

V

the actions: what we will do between now and 2010

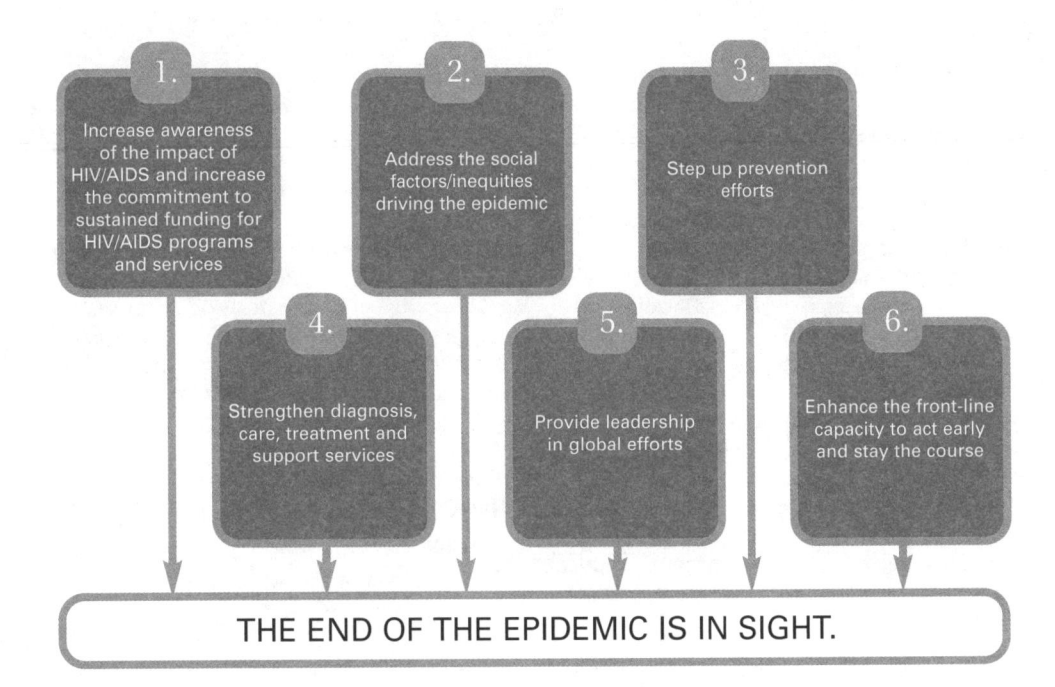

THE END OF THE EPIDEMIC IS IN SIGHT.

For each of the six strategies, the document sets out:

- the rationale or evidence for the strategy

- desired outcomes

- targets to the year 2010

- a list of recommended actions that jurisdictions and organizations throughout Canada can use and adapt to describe their role in the plan

Some notes on targets:

- In some of the document's areas of action, there currently are little or no baseline data against which to measure progress. In these instances, baseline data will need to be developed so that we can eventually better identify our progress.

- It is important to include targets for each area of action and for each vulnerable population because action is required for all populations.

- The targets identified in the document are included not only to identify and measure progress but also to motivate action. If the document's vision is to be achieved, bold targets are necessary.[40]

1. INCREASE AWARENESS OF THE IMPACT OF HIV/AIDS AND INCREASE THE COMMITMENT TO SUSTAINED FUNDING FOR HIV/AIDS PROGRAMS AND SERVICES

RATIONALE

Despite the lack of high-profile HIV education campaigns over the past 10 years, most Canadians think HIV is a serious health issue (60% consider it very serious and 35% somewhat serious).[41] A survey of Canadian youth in grades 7, 9 and 11 revealed that most students are relatively knowledgeable about HIV, and their level of knowledge increases as they age.[42] These relatively high levels of public/youth awareness are likely due to:

- media coverage of the international epidemic

- sexual health education (School was the main source of information about human sexuality and HIV/AIDS for 51% of males and 41% of females in Grade 9 and for 67% of males and 58% of females in Grade 11)[43]

While members of the public are fairly knowledgeable about HIV, they have some

---

[40] With respect to setting targets for vulnerable populations, data collection should respect their right to confidentiality and privacy.

[41] EKOS Research Associates. *HIV/AIDS – An Attitudinal Survey*. March 2003.

[42] Council of Ministers of Education, Canada. *Canadian Youth, Sexual Health and HIV/AIDS Study: Factors influencing knowledge, attitudes and behaviours*. 2003.

[43] Ibid.

misconceptions that could affect ongoing support for HIV programs. For example, about 81% of Canadians surveyed think the treatments available now are effective, and 17% believe that if people with HIV are treated early the disease can be cured – which is, of course, not true.[44] Youth tend to have these same misconceptions,[45] which are often reinforced by the lack of media coverage of HIV issues and by inaccurate media reports.

To achieve our goals, we must correct these misconceptions and maintain or increase current high levels of awareness of HIV/AIDS among the general public – including young people – and among community and political leaders. We need the support of the general public to ensure ongoing government support as well as private donations for HIV programs and services.

The level of government support can be measured in terms of leadership (e.g., speaking out on HIV issues, convening national fora on HIV/AIDS and funding HIV/AIDS programs and services at home and abroad). Over the past 10 years, Canadian governments have spent less per capita on HIV than other developed countries that have achieved lower rates of HIV infection (e.g., the United Kingdom and Australia). Canadians generally support appropriate government spending on HIV,[46] and there is some political will to provide funding. For example, in June 2003, the Standing Committee on Health recommended an increase to $100 million in funding for the Canadian Strategy on HIV/AIDS,[47] and the federal government has acted in part on that recommendation.

Despite increases in government funding, HIV programs and services will always have to compete with other health concerns for limited resources. A paper commissioned by the federal Ministerial Council on HIV/AIDS makes a persuasive case for sustained government funding for HIV, and this information should be used to continue to advocate for adequate funding.[48]

It is also important for players at all levels to engage the private sector and increase private donations for HIV/AIDS initiatives. For example, contributions to the British Columbia Persons with AIDS Society dropped 25% in each of the last two years.[49] In their efforts to solicit charitable donations from the private sector, HIV/AIDS organizations are competing with a wide range of health and social causes. To compete effectively, they need clear, sustained and consistent messages about the impact of HIV on society and the benefits of investing in HIV programs and services.

DESIRED OUTCOMES
The Canadian public will:

- be aware of the impact of HIV in Canada and the rest of the world

- understand the factors that contribute to the epidemic

- support the need for programs and services to prevent HIV infection and to provide care, treatment and support to those affected by the epidemic

- receive consistent, comprehensive sexual health education, including education about HIV/AIDS, in school

- be knowledgeable about STIs, including HIV, how STIs are spread and how to protect themselves

- stop discrimination against/stigmatization of people with HIV/AIDS

Political leaders in Canada will:

- be aware of the impact of HIV in Canada and the rest of the world

- understand the factors that contribute to the epidemic

- support a comprehensive approach to stopping the epidemic, including providing adequate sustained funding, recognizing and addressing the impact of social determinants of health and developing supportive laws and policies across departments and branches of government.

[44] EKOS Research Associates. *HIV/AIDS – An Attitudinal Survey.* March 2003.

[45] Council of Ministers of Education, Canada. *Canadian Youth, Sexual Health and HIV/AIDS Study: Factors influencing knowledge, attitudes and behaviours.* 2003.

[46] EKOS Research Associates. *HIV/AIDS – An Attitudinal Survey.* March 2003.

[47] Standing Committee on Health. *Strengthening the Canadian Strategy on HIV/AIDS.* June 2003.

[48] Martin Spigelman Research Associates and The Project Group. *Taking Stock: Assessing the Adequacy of the Government of Canada Investment in the Canadian Strategy on HIV/AIDS.* January 2001.

[49] Vancouver Sun. September 2004.

- speak out in public about HIV/AIDS and Canada's commitment to a stepped-up response

In addition,

- per capita spending on HIV in Canada will be comparable to that of other developed countries that have achieved lower rates of HIV infection (e.g., United Kingdom, Australia)

- the business sector will provide more leadership and support in the fight against HIV

- PHAs will be more visible leading the call for action in Canada and around the world

TARGETS
Awareness

- Between 2004 and 2010, public awareness of the impact of HIV in Canada and globally remains at 90% or higher.

- By 2010, the proportion of the Canadian public who have misconceptions about HIV/AIDS drops by 50%.

- Between 2004 and 2010, media coverage of HIV/AIDS issues increases and is accurate and positive.

- By 2010, the proportion of Canadian youth who can accurately answer questions about how HIV is spread and how to prevent transmission will increase by 10% to 15%.

- By 2010, sexual health education – including information about HIV/AIDS – is part of all school health curricula in Canada and is delivered consistently.

- By 2010, the number of times political leaders speak out on HIV/AIDS issues increases significantly.

- The prime minister of Canada opens the 2006 International AIDS Conference in Toronto.

COMMITMENT TO SUSTAINED FUNDING

- By 2007, all jurisdictions should have adopted a strategic approach or analyzed their position in moving forward with this series of actions.

- Between 2005 and 2010, public support for government funding of HIV programs remains at 90% or higher.

- Federal government funding reaches the level proposed by the House of Commons Standing Committee on Health ($100 million) as soon as possible.

- By 2008, provincial/territorial governments have increased their budgets and/or have allocated dedicated funds for HIV/AIDS beyond the cost of providing care and treatment (e.g., physician and hospital services).

- By 2010, private donations to HIV/AIDS-related causes have increased significantly.

- By 2010, the business sector provides more financial support and is actively engaged in sponsorships and other HIV/AIDS activities at home and globally.

ACTIONS
Awareness

1.1 Identify high-profile leaders at all levels – among people living with HIV, communities at risk, local communities and municipal, provincial, territorial and federal governments – who will speak out and raise public awareness of HIV/AIDS and its impact.

1.2 Develop ongoing communication strategies and key messages for the public, political leaders and the media about the impact of HIV, the continuing epidemic in Canada and globally and the need for ongoing support and funding.

1.3 Ensure that sexual health education, including education on HIV/AIDS, is a mandatory part of all school curricula and is delivered in all schools.

1.4 Make more effective, strategic use of the media – nationally, provincially, territorially and locally – to raise awareness and correct misconceptions about HIV/AIDS.

1.5 Capitalize on the 2006 International AIDS Conference, being held in Toronto, to increase media coverage and public and political awareness of, and commitment to, stopping the spread of HIV.

1.6 Develop the capacity – nationally, provincially, territorially and locally – to respond immediately to any negative or inaccurate information about HIV/AIDS, people living with or vulnerable to HIV and/or factors that affect their health.

Commitment to sustained funding

1.7 Provide adequate sustained funding from the private sector, government and the Canadian public for HIV/AIDS programs and services as well as other initiatives that address the social factors and inequities driving the epidemic.

1.8 Continue to track the social and economic cost of HIV/AIDS and develop economic models that can be used to advocate for adequate sustained funding.

Research/monitoring

1.9 Continue to survey the general public and youth in Canada at regular intervals to assess their awareness, level of knowledge and support for HIV/AIDS-related services. Use the findings of this research to refine awareness programs.

1.10 Monitor public and private investment in HIV/AIDS-related programs and services and use the findings to advocate for adequate funding.

1.11 Reassess how HIV resources are allocated to achieve common goals.

2. ADDRESS THE SOCIAL FACTORS/INEQUITIES DRIVING THE EPIDEMIC

RATIONALE

While the majority of Canadians are aware of how HIV is transmitted, fewer realize the impact of social determinants of health on risk or understand the need for a social justice and human rights approach to HIV. For many communities – gay men, people who use injection drugs, Aboriginal people, and people from countries where HIV is endemic – HIV is only one of a number of pressures that threaten their health. Poverty, homelessness, stigma, addiction, violence, untreated mental health problems, lack of employment opportunities, powerlessness, lack of choice, lack of legal status (i.e., undocumented refugees) and lack of social support create an environment in which HIV and other illnesses flourish and spread.

A community that is more knowledgeable about the link between the determinants of health and HIV is more likely to support social-justice-based programs and services. For example, when people understand the potential benefits of needle- and syringe-exchange programs as not only reducing infections but also strengthening social networks, creating an environment for learning and improving access to other services, they are more likely to agree to have them in their communities.

Public policies in many sectors, including housing, taxation, social services, justice, immigration and income stabilization, can have a direct and immediate impact on people living with HIV and communities at risk. For example, a lack of government investment in affordable housing affects people's ability to find and keep shelter. Policy decisions can either limit or increase access to harm reduction measures, such as the distribution of condoms and clean needles. Policies designed to ensure safety and security for prisoners and staff in correctional institutions sometimes conflict with government obligation to preserve and promote prisoners' health and may limit prisoners' ability to practise safer sex or drug use.

The relationship between Canadian criminal law and sex workers' health and safety, including the risk of HIV infection, is multi-faceted. The criminal law reflects and reinforces the stigmatization and marginalization of prostitution and sex workers. The criminal law and its enforcement limit sex workers' life and work choices, thereby placing sex workers in circumstances where they are vulnerable to high levels of violence and exploitation as well as potential exposure to HIV. The preponderance of credible evidence points to the fact that the prostitution-related offences in the Criminal Code both directly and indirectly contribute to sex workers' risk of experiencing violence and other threats to their health and safety.[50]

People who use injection drugs are particularly vulnerable in this regard because of the policies that shape their environment. Existing drug laws in Canada force drug activity underground, causing people who use injection drugs to avoid prevention and harm reduction programs

---

[50] Betteridge G. *Sex, Work, Rights: Reforming Canadian Criminal Laws on Prostitution.* Montreal. Canadian HIV/AIDS Legal Network. 2005.

that could reduce their risk. When people who use injection drugs are arrested, most end up in prison rather than in treatment, which increases their risk of infection. Recent moves to decriminalize the possession of small amounts of marijuana, to provide alternatives to imprisonment and to expand harm reduction programs for people who use injection drugs are examples of policies that attempt to address root causes and reduce risk.

Problematic policies are not limited to government. Rigid workplace policies in the private sector can prevent someone with HIV from returning to work or working part time and gaining the benefits associated with employment (e.g., social support, being integrated into society, contributing to the economy). The impact of these policies is not limited to people with HIV; they affect many people with long-term, debilitating illnesses.

To reduce the social inequities driving the epidemic, we must deal with stigma, both in the general population and in the communities most affected by HIV. Effective anti-stigma programs will require the meaningful participation of people living with HIV. According to research done on schizophrenia, another highly stigmatized disease, the programs that were most successful in changing public attitudes were those that gave people opportunities for one-to-one contact with people with schizophrenia.[51]

In the 1980s, social support for people with HIV/AIDS within the gay community helped people talk openly about the illness, enhance their health and promote and normalize safer sex practices. In recent years, community-based AIDS organizations report significantly less support for gay men who are newly infected and an increase in stigma within the gay community.[52] HIV is also a highly stigmatized disease in Aboriginal communities and among people from countries where HIV is endemic. These attitudes keep people silent and isolated, and the silence allows the virus to spread.

In June 2001, all the member countries of the United Nations, including Canada, made a commitment to develop national plans to confront stigma and to take other measures to eliminate all forms of discrimination and protect human rights. This document is one step in fulfilling that commitment.

DESIRED OUTCOMES

- The dignity and worth of each person is recognized.

- Individuals and communities at risk have access to the education, income security, housing, social support and employment opportunities they need to maintain and improve their health and reduce their vulnerability to HIV infection.

RESOURCES

In 2003, the Canadian HIV/AIDS Legal Network widely circulated for comments and input a draft *A Plan of Action for Canada to Reduce HIV/AIDS-related Stigma and Discrimination*, which sets out the steps that governments, organizations, advocates, individuals and others should take to fulfil their legal obligations:

- participation of people living with HIV/AIDS and vulnerable to HIV

- tackling stigmatizing attitudes

- advocating for rights

- improving services

- strengthening research and evaluation.

The final version of the Plan was released in early 2005.

Theodore de Bruyn, *A Plan of Action for Canada to Reduce HIV/AIDS-related Stigma and Discrimination*, Canadian HIV/AIDS Legal Network, 2004. Available with accompanying booklet in French and English at http://www.aidslaw.ca/Maincontent/issues/discrimination.htm.

- People with HIV live longer in better health, free of stigma and discrimination, and have all their basic needs met.

- Communities work together to give people living with HIV and communities at risk access to comprehensive health and social services.

- All jurisdictions have in place supportive policies and laws that promote health and reduce or eliminate the social inequities that fuel the epidemic.

---

[51] Stuart H. *Stigmatisation : Leçons tirées des programmes visant sa diminution.* Santé mentale au Québec. Vol. 18, No 1:54-72. 2003.

[52] Verbal communication. Ontario AIDS Network. 2003.

For individuals
By 2010:

- The proportion of people with HIV living in poverty drops.

- The proportion of people living with HIV dependent on food banks drops.

- The proportion of people living with HIV who have affordable, appropriate housing increases.

- The proportion of people living with HIV who report that they have strong social support networks increases.

- The proportion of people living with HIV who report that they have access to flexible employment opportunities that accommodate HIV increases.

- The proportion of people living with HIV who have untreated depression drops.

- The number of reports of incidents of stigma and discrimination in housing, employment, health care settings or other situations drops.

- The proportion of people with HIV who report feeling stigmatized by their illness drops.

- Gay men, Aboriginal people and people from countries where HIV is endemic who are living with HIV receive more support within their own ethnic or cultural communities.

- The proportion of Canadians who are comfortable working with someone who has HIV increases from 70% to 90%.

- The proportion of Canadian parents who are comfortable having their children attend school with a student who has HIV increases from 57% to 80%.

For organizations and communities
By 2010:

- Organizations develop programs to reduce the social inequities driving the epidemic.

- Communities at risk (e.g., people who use injection drugs, Aboriginal people, people from countries where HIV is endemic, people

in correctional facilities) report measurable improvements in their access to appropriate, comprehensive health and social services, including housing, income and health promotion/harm reduction programs.

- Organizations that provide services to people with HIV and communities at risk receive support in reducing HIV-related stigma and discrimination experienced by their communities.

- Communities at risk develop and implement strategies to increase social support for their members living with HIV.

For governments
By 2010:

- Governments have implemented long-term sustained plans to address HIV-related stigma and discrimination.

- HIV/AIDS is on the agenda of intergovernmental discussions about health and well-being, particularly those focussed on inner cities.

- Governments have developed concrete plans to change any policies or laws that hinder efforts to stop the epidemic.

- Governments have taken significant steps to adopt a health and human rights approach (as opposed to a criminal law approach) to drug use.

- Governments create opportunities for greater involvement of PHAs in government decisions, organizations and programs.

ACTIONS
Human rights

2.1 Pursue collaborative initiatives – locally, provincially, territorially and federally – to raise awareness of the underlying factors that contribute to the epidemic and to develop support for change.

2.2 Enforce legislation, policies and other measures designed to protect the rights of people with HIV, and use other measures, including communication and education, to make the public aware of human rights issues.

2.3 Fund initiatives that have the potential to reduce social inequities (e.g., domestic violence initiatives, programs designed to reduce physical and sexual abuse, harm reduction programs).

2.4 Provide access to legal assistance for people living with HIV and those at risk who are dealing with discrimination or human rights violations.

2.5 Create a legal and policy environment that supports the health of people who use injection drugs by reviewing and, if necessary, changing current drug legislation to reflect a human rights approach, reduce the burden on the criminal justice system and ensure that people who use injection drugs have the same access to health services as those who do not use injection drugs.

2.6 Create an environment that supports the health of people in correctional facilities by reviewing and, if necessary, changing any policies that have a negative impact on the health of prisoners and their access to HIV-related services that would be available to them in the community.

2.7 Create an environment that supports the health of sex workers by reviewing and, if necessary, changing any local, provincial, territorial and federal policies and laws that have a negative impact on the health of sex workers.

2.8 Review other laws, policies and practices in the public and private sector, and change any that create barriers to HIV prevention, diagnosis, care, treatment and support.

Income security, housing and employment

2.9 Develop baseline data on the social determinants of health (e.g., the number of people with HIV experiencing problems with poverty, food security, housing, social support, employment, depression, discrimination).

2.10 Review and, if necessary, change social assistance policies and practices – and insurance laws, policies and practices – to provide people living with HIV and individuals at risk with greater income security.

2.11 Review and , if necessary, change housing policies and practices – municipally, provincially, territorially and federally – to give people living with HIV and communities at risk better access to affordable, appropriate housing.

2.12 Review and, if necessary, change employment laws, policies and practices to give all people living with long-term debilitating illnesses greater access to employment opportunities that can accommodate their disability.

Stigma and discrimination

2.13 Implement communication/education initiatives, including age-appropriate education programs for children and youth, designed to fight all types of discrimination (e.g., racism, homophobia, sexism), violence and abuse.

2.14 Implement education programs designed to change negative public attitudes toward people who use injection drugs and make people more receptive to harm reduction initiatives in their communities.

2.15 Enhance capacity at all levels – federal, provincial, territorial and local – to respond immediately to HIV-related discrimination.

2.16 Implement programs to address HIV-related stigma and discrimination that give people opportunities for one-to-one contact with people living with HIV.

2.17 Create an environment within the gay community, Aboriginal communities and ethnocultural and ethnoracial communities that affirms members who are living with HIV and their place in the community.

Research/monitoring

2.18 Conduct regular surveys of people living with HIV and communities at risk to assess their access to income, housing, employment and social support, and their experience with stigma and discrimination, with data on vulnerable populations collected in ways that respect their right to confidentiality and privacy.

2.19 Develop a better understanding of the relationships between knowledge, personal contact and social distance to inform programs to reduce stigma and discrimination.

3. STEP UP PREVENTION PROGRAMS

RATIONALE

HIV is first and foremost a preventable disease. Communities most vulnerable to HIV need targeted programs that use culture/gender-sensitive and age-appropriate prevention strategies. They also need access to new prevention tools that will significantly enhance their ability to protect themselves, such as preventive vaccines and microbicides. Stepping up prevention is directly linked with strengthening diagnosis, care, treatment and support. Those currently unaware of their infection will be able to access the services they need and participate in reducing further infections.

Gay men

MSM (including gay and bisexual men) continue to be the group most affected by HIV/AIDS. In 2002, they accounted for 58% of the 56,000 people living with HIV infection and 40% of all new infections (an increase from 38% of new infections in 1999). Over the last few years, there has also been an increase in the number of MSM diagnosed with other STIs, such as syphilis. These trends indicate that gay men are engaging in riskier sexual behaviours.

> **RESOURCES**
> - Valuing Gay Men's Lives
>   www.times10.org/hiv92001.htm
> - Renewing HIV Prevention for Gay and Bisexual Men
>   www.actoronto.org/website/research.nsf/pages/renewinghivprevention
> - The Ontario Men's Survey
>   www.mens-survey.ca

Findings from two recent studies examining sexual behaviours and attitudes among gay and bisexual men reinforce the need to step up prevention efforts:[53,54]

- A significant proportion of gay men underestimate their risk/are unaware of their HIV status: 27% of HIV-infected men (based on saliva testing) were not aware of their infection.

- More men (25% in one study) are having unprotected sex with casual male partners, and the proportion of gay men engaging in unprotected anal sex, a high-risk activity, has almost doubled in the last decade.

- Many men "trade off" safer sex for a desirable partner, to feel desirable themselves, or when their judgment is clouded by alcohol or drugs.

- Depression makes men more vulnerable to unsafe sex.

- 45% of gay men in one survey reported that they never disclose their HIV status (positive or negative) to casual partners.

- Gay men are making assumptions about their sexual partners' HIV status that could put them at risk. For example, many HIV-negative men assume that a partner who does not initiate condom use is also HIV-negative, while many HIV-positive men assume that partners who are willing to have unprotected sex are positive.

- While most men are practising safer sex and using condoms, a significant proportion report problems with condoms, including erectile difficulties, slippage and breakage.

- Gay men are generally well informed, and effective prevention initiatives should acknowledge and build on this knowledge base.

Among gay and bisexual men, certain groups appear to be at higher risk, including young gay men who tend to assume that HIV is a problem for older gay men or who are vulnerable because of poverty, homelessness or a power differential in their relationships; gay men who are just coming out and may not be as knowledgeable about HIV; men from cultures where there is severe discrimination against gay men; and older gay men who, given the gay-identified culture's focus on physical attractiveness, are willing to take more risks in order to have sexual relationships.[55] According to older gay men who participated in a focus group to develop *Leading Together*, the increasing use of Viagra and increasing sexual expectations are also a factor in unsafe sex.[56]

[53] Adams BD, Husbands W et al. *Renewing HIV Prevention for Gay and Bisexual Men. A Research Report on Safer Sex Practices Among High Risk Men and Men in Couples in Toronto*. 2003.

[54] Myers T, Allman D. et al., Ontario Men's Survey, Toronto: University of Toronto. 2004.

[55] Notes from the Ottawa Focus Group. Consultation on *Leading Together*. January 2004.

[56] Ibid.

These research findings are being used to develop prevention strategies that engage the gay community in discussions on how to interpret risk messages, negotiate safety and manage relationships.

HOW DO YOU KNOW WHAT YOU KNOW?
A Prevention Campaign Targeting Gay Men

Community-based AIDS organizations in Vancouver, Calgary, Winnipeg, Toronto, Montréal and Halifax are participating in a prevention campaign that targets gay and bisexual men. Funded by Health Canada and provincial governments, the goal of the campaign is to reduce the incidence of unprotected anal sex in situations where gay men do not know the HIV status of their sexual partner. The campaign challenges gay men to review the strategies they use to assess risk and question the assumptions they make about their sexual partners.

The campaign, originally developed in San Francisco and adapted for use in Canada, is an example of building on other initiatives and pan-Canadian collaboration.

People who use injection drugs

Between 75,000 and 125,000 people in Canada inject drugs such as heroin, cocaine or amphetamines.[57] While the majority of people who use injection drugs live in large urban centres, such as Toronto, Vancouver and Montréal, IDU has also been reported in many smaller towns and cities and in rural communities. People who inject drugs are at high risk of health problems associated with their drug use, including overdoses and infections. When they share needles to inject, they are at extremely high risk of acquiring HIV and hepatitis C. The proportion of people using injection drugs who report sharing needles varies considerably but is exceedingly high in many communities: 76% in Montréal (Bruneau et al. 1997), 69% in Vancouver (Strathdee et al. 1997), 64% in a semi-rural Nova Scotia community (Stratton et al. 1997), 54% in Québec City (Bélanger et al. 1996) and Calgary (Elnitsky and Abernathy 1993), 46% in Toronto (Myers et al. 1995) and 37% in Hamilton-Wentworth (DeVillaer and Smyth 1994).[58]

People who inject drugs account for about 20% of people in Canada infected with HIV and for 30% of new infections in 2002. In 2002, between 800 and 1,600 people who inject drugs were newly infected with HIV. This population remains highly vulnerable.

Prevention programs that strive to reduce the harm associated with injecting drugs – such as needle- and syringe-exchange programs, methadone maintenance and other substitution therapy, and safe injection sites – are highly effective in reducing the risk of both HIV and hepatitis C among people who use injection drugs.[59] These harm reduction initiatives are even more effective when they are combined with increased, meaningful involvement of people who use injection drugs, including through support of organizations of people who use injection drugs[60, 61, 62] and other services that meet broader complex health and social needs, such as outreach programs, easy access to non-judgmental primary care, access to stable housing and food, addiction treatment programs and collaboration with the law enforcement and justice system.[63] Given the growing evidence of the link between depression and addiction, better access to mental health services and treatment for depression may also help reduce the risk of HIV, hepatitis C and other harms associated with drug use.[64]

[57] Single E, Rehm J et al. *The relative risks and aetiologic fractions of different causes of disease and death attributable to alcohol, tobacco and illicit drug use in Canada.* Canadian Medical Association Journal, 162, 1669-1675. 2000.

[58] Canadian HIV/AIDS Legal Network. *Injection Drug Use and HIV/AIDS: Legal and Ethical Issues.* November 1999.

[59] Public Health Agency of Canada. *Harm Reduction and Injection Drug Use: An international comparative study of contextual factors influencing the development and implementation of relevant policies and programs.* 2001.

[60] Broadhead RS, Heckathorn DD, Altice FL, et al. *Increasing drug users' adherence to HIV treatment: results of a peer-driven intervention feasibility study.* Soc Sci Med. Vol 55 No 2 Pp 235-46. 2002;

[61] Wood E, Kerr T, Spittal PM, et al. *An external evaluation of a peer-run "unsanctioned" syringe exchange program.* J Urban Health. Vol 80 No 3 Pp. 455-64. 2003.

[62] Kerr T, Small W, Peeace W, Douglas D, Pierre A, Wood E. *Harm reduction by a "user-run" organization: A case study of the Vancouver Area Network of Drug Users* (VANDU). International J Drug Policy in press.

[63] Public Health Agency of Canada. *Harm Reduction and Injection Drug Use: an international comparative study of contextual factors influencing the development and implementation of relevant policies and programs.* 2001.

[64] Health Canada. *Best Practices - Concurrent Mental Health and Substance Use Disorders.* 2002.

While some jurisdictions in Canada have been leaders in harm reduction programs for people who use injection drugs, the services currently available do not meet the needs. For example, we do not have enough needle- and syringe-exchange programs, and many of the existing programs are too limited in terms of hours of operation and number of needles distributed to meet needs.[65] Access to methadone maintenance also continues to be limited in many parts of the country. Canada only has one safe injection site, and the rules imposed by the regulator are more stringent than in other countries with safe injection sites, thus limiting access to the site. For example, the rules do not allow one person to inject another, which limits access to this service for, among other people, many women who use injection drugs and rely on their partners to inject them.

> Vancouver has taken a leading role in responding to IDU. A draft discussion paper released by the City of Vancouver, "A Framework for Action: A Four-Pillar Approach to Drug Problems in Vancouver," contains an urgent appeal to develop and implement a coordinated, comprehensive framework for action to address the problem of substance misuse in the city of Vancouver. The framework seeks to balance public order and public health and calls for a strong, comprehensive drug strategy that incorporates four pillars: prevention, treatment, enforcement and harm reduction. It is a framework that ensures a continuum of care for those suffering from addiction to substances and support for the communities affected by their drug use.
>
> www.city.vancouver.bc.ca/ctyclerk/newsreleases2000/NRdraftdrugpaper.htm

Effective prevention programs for people who inject drugs must address the risk of transmission not only through needle sharing but also through sexual activity. The sexual partners of people who inject drugs are at high risk, even if they do not inject. For example, women and youth who inject drugs may be at increased risk because they may be financially dependent and therefore less able to control the conditions that make them vulnerable to infection.

Aboriginal people

In 2002, it was estimated that approximately 3,000 to 4,000 Aboriginal persons were living with HIV in Canada, representing 5% to 8% of all prevalent HIV infections, compared to the 1999 estimate of about 6% of the total. Note that Aboriginal people make up only about 3% of the country's population.[66] Documented rates of HIV infection are particularly high in western Canada. For example, between 1995 and 1997, Aboriginal people in British Columbia accounted for between 15% and 18% of newly diagnosed infections.[67] Between 1993 and 1998, 26% of Alberta's newly diagnosed HIV cases were in Aboriginal people.[68]

Aboriginal Canadians have also expressed concern about the fact that most jurisdictions do not collect information on the ethnicity of people diagnosed with HIV. In these jurisdictions, therefore, available data are based primarily on information collected among First Nations groups on reserve and do not include Métis, Inuit or Aboriginal people living off-reserve.

Given the lack of consistent data, it is difficult to know the exact extent of the epidemic in this population; high rates of poverty, alcohol and substance use, the long-term impact of discrimination, loss of culture, the legacy of abuse from residential schools, the mobility of this population (on and off reserve) and high rates of incarceration make Aboriginal people highly vulnerable.

Of the estimated 250 to 450 Aboriginal people newly infected with HIV in 2002, the main risk factors for infection were IDU (63%), heterosexual transmission (18%), men having sex with men (12%) and IDU/men having sex with men (7%).[69]

While HIV is a growing issue in many Aboriginal communities, it is only one of a number of health and social problems. Because of this, the focus of the five Aboriginal strategies developed in Canada (Strengthening Ties – Strengthening Communities: An Aboriginal Strategy on

[65] Wood E, Tyndall MW, Spittal P, et al. *Needle exchange and difficulty with needle access during an ongoing HIV epidemic.* International Journal of Drug Policy. Vol.13 No 2. Pp.95-102.2002

[66] Health Canada. *Estimates of HIV prevalence and incidence in Canada, 2002.* Canada Communicable Disease Report. Vol. 29 No 23. 1 December 2003.

[67] BC Aboriginal HIV/AIDS Task Force. *The Red Road: Pathways to Wholeness. An Aboriginal Strategy for HIV and AIDS in BC.*

[68] Alberta Aboriginal HIV Strategy 2001-2004. *Healthy Response to HIV/AIDS.* Health Canada/Alberta Health and Wellness. 2001.

[69] Health Canada. *Estimates of HIV prevalence and incidence in Canada, 2002.* Canada Communicable Disease Report. Vol 29 No 23. 1 December 2003.

HIV/AIDS in Canada, along with strategies for Aboriginal people in British Columbia, Quebec, Alberta and Ontario) is on HIV as part of the larger challenge of building healthy communities. 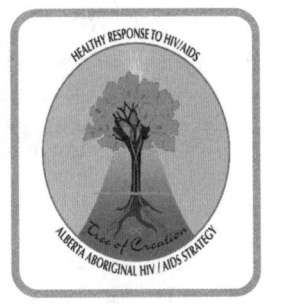 Within Aboriginal communities, HIV prevention initiatives must target women and two-spirit men as well as the underlying issues of poverty, lack of employment, stigma within the Aboriginal community, substance use and low self-esteem.

Effective approaches will be led by Aboriginal people and grounded in Aboriginal culture, healing and the intertwining of body, mind and spirit. They will also be integrated with other urgent Aboriginal health issues, such as diabetes and the use of tobacco and alcohol, and encourage people to value and take care of themselves.[70] Leadership, innovation and a long-term commitment will be vital. As one of Canada's Aboriginal strategies says, "Tear the ideas apart and identify what doesn't work as well. But don't give up trying … try again or try something else. HIV has taught us … that we cannot achieve everything we need alone – we need each other to support and guide, be coaches, listeners and activists, for encouragement, pushing, and pulling as needed."[71]

People from countries where HIV is endemic

In much of Africa and many countries in the Caribbean, HIV is endemic. But HIV is not just a crisis for people living there – it is also a crisis for people from Africa and the Caribbean who settle in other parts of the world. Over the past 40 years, a growing number of people have immigrated to Canada from Africa and the Caribbean. Most (over 90%) have settled in Ontario and Quebec.

- According to Public Health Agency of Canada data, in 2002, there were 3,700 to 5,700 prevalent HIV infections among people born in a country where HIV is endemic,

which represents 7% to 10% of prevalent infections in Canada.[72]

- Between 1999 and 2004, the proportion of positive HIV test reports attributed to people from a country where HIV is endemic increased from 4.2% to 7.6%.[73]

- The African and Caribbean communities in Ontario account for 2,071 out of 21,453 HIV diagnoses in Ontario. They represented only 6.7% of diagnoses from 1985 to 1998 but 22% of diagnoses in 2001 and 2002. HIV prevalence rates in people from countries where HIV is endemic in Ontario are 50 times higher than in other heterosexual, non-injecting populations in Ontario.[74]

Modeled HIV Prevalence Among Persons Born in Sub-Saharan Africa or the Caribbean. Ontario 1981-2002[75]

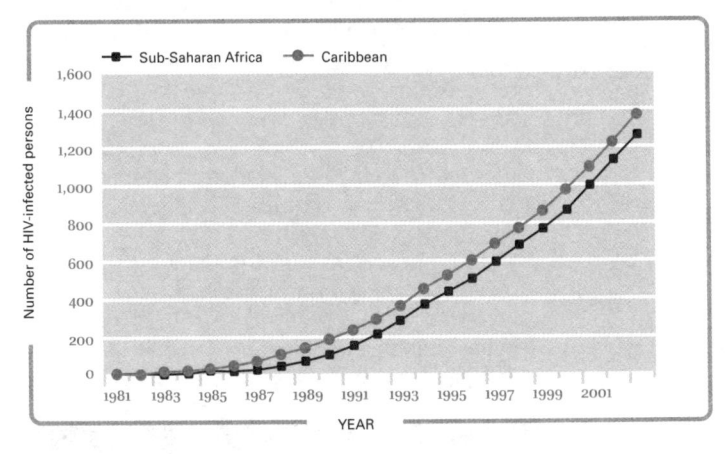

- The risk is not limited to new immigrants. In Ontario, 30% to 45% of new infections in African and Caribbean Canadians occur in Canada.

- In this population, the virus is mainly spread through heterosexual contact. Because women are biologically more vulnerable to HIV infection through heterosexual sex than men,[76] African and Caribbean women are at high risk. The majority of HIV-infected babies in Ontario are born to women from countries where HIV is endemic.

---

[70] Notes from the Vancouver consultation on Leading Together. 2004.

[71] BC Aboriginal HIV/AIDS Task Force. The Red Road: Pathways to Wholeness. An Aboriginal Strategy for HIV and AIDS in BC.

[72] Health Canada. *Estimates of HIV prevalence and incidence in Canada, 2002.* Canada Communicable Disease Report. Vol 29 No 23. 1 December 2003.

[73] Public Health Agency of Canada. *HIV and AIDS in Canada. Surveillance Report to December 31, 2004.* Surveillance and Risk Assessment Division, Centre for Infectious Disease Prevention and Control, Public Health Agency of Canada. 2005.

[74] Remis R. *The epidemiology of HIV infection among persons from HIV-endemic countries in Ontario: Update to 2002.*

[75] Ibid.

[76] Conservative estimates place the risk at two to four times greater for women. Hankins, Catherine. *Sexual transmission of HIV to women in industrialized countries.* World Health Statistics Quarterly. 49(1996). Page 106; Canadian AIDS Society. 1997/98 National AIDS Awareness Campaign: The Changing Face of AIDS. Ottawa: Canadian AIDS Society. 1997. Module 2-4.

- The rapid and growing spread of HIV in African and Caribbean communities in Canada is being fuelled by the stigma associated with HIV, the challenges faced by recent immigrants (e.g., settlement issues, poverty, financial dependence, racism, stigma), cultural attitudes, lack of support from the broader community and lack of comprehensive, coordinated and targeted prevention efforts. We must act now to address the underlying factors and provide services for this community.

People in correctional facilities

"By entering prisons, prisoners are condemned to imprisonment for their crimes; they should not be condemned to HIV and AIDS. There is no doubt that governments have a moral and legal responsibility to prevent the spread of HIV among prisoners and prison staff and to care for those infected. They also have a responsibility to prevent the spread of HIV among communities. Prisoners are the community. They come from the community, they return to it. Protection of prisoners is protection of our communities." [77]

The proportion of people in Canada's federal correctional facilities who are known to be living with HIV (2.01%) is significantly higher than in the Canadian population as a whole (0.16%).[78] In 1989, 14 prisoners in Canadian federal

> "We owe it to the prisoners, and we owe it to the community, to protect people from infection while they are incarcerated. This requires radical steps before it is too late. The infection of a person who is in the custody of society, because that person does not have access to ready means of self-protection and because society has preferred to turn the other way, is unpala-table.... As a community we must take all proper steps to protect prison officers and prisoners alike. By protecting them we protect society."
>
> Justice Kirby of the
> High Court of Australia

prisons were known to have HIV; by 2002, the number was 251 (based on preliminary data).[79] Given that many prisoners may not know they are infected or may not have disclosed their status, the actual number of prisoners infected may actually be much higher. Studies undertaken in provincial prisons have also all shown that HIV seroprevalence rates in prisons are at least 10 times higher than in the general population, ranging from 1 to 8.8%.[80]

Rates of hepatitis C in prison populations are even higher than rates of HIV: in 2002, 3,173 federal prisoners were known to be infected with hepatitis C: 25.2% of male and 33.7% of female prisoners.[81] The high rates of both HIV and hepatitis C in correctional facilities put prisoners who engaged in IDU, unprotected sex and/or tattooing at high risk of infection.

Most prison systems in Canada have taken some steps to protect prisoners (and ultimately the public) by providing education, access to condoms, dental dams and lubricants and by making methadone maintenance treatment available to opioid-dependent prisoners. However, the extent to which these and other prevention measures are available and accessible varies, and generally Canadian systems lag behind some other countries that have implemented comprehensive harm reduction programs, including needle- and syringe-distribution programs.

Comprehensive prevention programs in correctional facilities will reduce the risk to prisoners and, as most prisoners will leave prison and integrate back into society, will also reduce the risk to Canadian society as a whole.

Women and heterosexual transmission

Over one quarter of the diagnosed and reported HIV infections in 2004 were among women. This is a notable change from the years prior to 1995 when they represented less

[77] United Nations Commission on Human Rights (fifty-second session, item 8 of the agenda). HIV/AIDS in Prisons - Statement by UNAIDS. Geneva, Switzerland, April 1996.

[78] Canadian HIV/AIDS Legal Network. *HIV/AIDS and Hepatitis C in Prisons: The Facts.* 2004. Available on-line at http://www.aidslaw.ca/Maincontent/issues/prisons/e-info-pa1.htm

[79] Infectious Diseases Prevention and Control in Canadian Federal Penitentiaries 2000-01. *A Report of the Correctional Service of Canada's Infectious Diseases Surveillance System.* Ottawa. Correctional Service Canada. 2003.

[80] Jürgens R. *HIV/AIDS in Prisons: Final Report.* Montreal: Canadian HIV/AIDS Legal Network & Canadian AIDS Society. 1996. Landry S et al. *Étude de prévalences du VIH et du VHC chez les personnes incarcérées au Québec et pistes pour l'intervention.* Canadian Journal of Infectious Diseases 2004; 15(Supple A): 50A (abstract 306).

[81] Canadian HIV/AIDS Legal Network. *HIV/AIDS and Hepatitis C in Prisons: The Facts.* 2004. Available on-line at http://www.aidslaw.ca/Maincontent/issues/prisons/e-info-pa1.htm

than 10%. The largest rise in this proportion is seen among the 15-29 year age group, where females represented 13.2% of reports in 1985-1994 and 42.2% in 2004.[82] Many of the women are Aboriginal, from a country where HIV is endemic, users of injection drugs or are at risk from sex with a partner who injects drugs or who has had sex with men.

Growing rates of HIV infection in women reflect the fact that women are biologically, economically, socially and culturally more vulnerable to HIV infection than men.[83] Poverty often leads to situations where women trade sex for survival, and economic dependence limits women's ability to leave dangerous relationships or negotiate safer sex with their partners. Domestic violence, sexual violence, abuse and coercion affect women's ability to protect themselves. Women who are in violent relationships or who fear violence cannot negotiate safer sex with their partners.[84] The women who are most at risk may not have the knowledge, resources or power within their relationships to protect themselves from infection. Because women's ability to ensure that their partners use condoms or practise safer sex is often limited, every effort must be made to develop prevention tools that women themselves can control and use to protect their health, such as microbicides and preventive vaccines. Canada must invest adequately in developing prevention strategies for women.

Because women are highly vulnerable to HIV through heterosexual sex, every effort must be made to monitor infections and ensure that prevention and awareness programs are reaching women at risk. Ontario is now working with the Public Health Agency of Canada on a study of the risk factors for all new heterosexual infections in women. The results will be used to guide prevention programs for women and to ensure that initiatives aimed at vulnerable populations (e.g., Aboriginal people, people from countries where HIV is endemic, people who use injection drugs) provide gender-sensitive programs for women.

At-risk youth

A number of youth in Canada are at high risk of HIV infection, including street-involved youth, transient youth, youth who inject drugs, gay youth and Aboriginal youth. To prevent the spread of HIV among young people, all prevention programs targeting communities at risk should include age-appropriate information and youth-led initiatives for youth. In addition, organizations and agencies serving marginalized or transient youth should be directly involved in delivering HIV prevention/ harm reduction messages and skills as part of larger health and social support programs for youth.

Babies born to women with HIV

Canada has made progress in reducing the number of babies born with HIV. While the number of babies born to women living with HIV has increased from 87 in 1993 to 163 in 2004, during the same time period the percentage of infants confirmed to be HIV-positive born to women living with HIV has decreased from 47% to 2%.[85, 86] The change is primarily due to the development of effective strategies to prevent mother-to-child transmission, including the use of antiretroviral therapy during pregnancy and Caesarean sections. The ability to use these strategies depends on knowing the mother's HIV status. Offering pregnant women HIV testing has proven to be effective in identifying women who are infected and providing appropriate treatment.

Prenatal HIV testing programs are now in place in all provinces and territories in Canada. With infections rising among Aboriginal women, women from countries where HIV is endemic and women who inject drugs, special efforts are required to ensure that these women are provided with access to culturally appropriate information on the benefits of HIV testing during pregnancy and access to voluntary testing and counselling programs. As with all HIV testing, providers are ethically and legally required to ensure

[82] Public Health Agency of Canada. *HIV and AIDS in Canada. Surveillance Report to December 31, 2004.* Surveillance and Risk Assessment Division, Centre for Infectious Disease Prevention and Control, Public Health Agency of Canada. 2005.

[83] Csete J. *Not as simple as ABC: Making real progress on women's rights and AIDS.* Human Rights Watch. July 9, 2004.

[84] Ibid.

[85] The process of confirming whether an infant has been infected perinatally takes 15 to 18 months. Approximately 75% of newborns who test positive for HIV are not actually infected but carry their mother's antibodies. Infants who are not truly infected usually lose their maternal antibodies by 15 to 18 months of age, after which time they test negative for HIV antibody. Hoffmaster B. and Schrecker T. An ethical analysis of HIV testing of pregnant women and their newborns. Health Canada. August 1999.

[86] Public Health Agency of Canada. *HIV and AIDS in Canada. Surveillance Report to December 31, 2004.* Surveillance and Risk Assessment Division, Centre for Infectious Disease Prevention and Control, Public Health Agency of Canada. 2005.

that pregnant women give informed consent to be tested. This is best done by asking women whether they want to opt in to testing after providing them with all the relevant information during counselling, rather than by asking them to opt out of testing.[87] More information is required on the long-term impact on children of treatment with antiretroviral therapy.

People living with HIV

The successful use of HAART means that many people with HIV are living longer in good health, yet little has been done to help people with HIV manage the challenges of living many years with an infectious disease. There have been few PHA-based or PHA-led strategies designed to help people with HIV enjoy full lives while reducing the risk of HIV transmission. To remedy this, more people living with HIV are taking a lead role in prevention programs (e.g., Positive Prevention initiatives in the United Kingdom and the "HIV stops with me" program in San Francisco).

Positive prevention initiatives, which are based on the principles of health promotion, start by actively promoting the physical, mental and sexual health of people living with HIV. By ensuring that PHAs receive appropriate treatment, support in dealing with complex psychosocial issues (e.g., depression, denial, rejection, isolation, grief and loss), and other services that enhance health (e.g., adequate nutrition and housing), these initiatives empower people living with HIV to be actively involved in prevention.

The trend to focus more on positive prevention is driven by:

- the desire of people living with HIV to prevent transmission and protect themselves from re-infection

- the importance of protecting people with HIV from other STIs that could threaten their health

- legal developments indicating that people with HIV may be legally responsible for virus transmission if they have not disclosed their HIV status to their partner

Peer-led prevention programs provide support for people living with HIV in their efforts to practise safer sex and drug use and to protect their own, as well as other people's, health. They can also help people living with HIV develop strategies to disclose their HIV status where appropriate or, if disclosure is likely to put them at risk of physical harm or discrimination, to protect themselves and their partners without disclosure. PHAs also need strategies to deal with discrimination and stigma following disclosure.

DESIRED OUTCOMES

- Members of communities most vulnerable to HIV disease have the knowledge, skills, supportive environments to protect themselves from HIV and other STIs.

- A substantial decrease in new HIV infections in Canada.

- All communities at risk have access to targeted, evidence-based, sustained prevention programs.

- Prisoners have access to the same prevention measures available to people in the general community.

- People at risk have access to a wider range of prevention tools, including microbicides and preventive vaccines.

- HIV infections in newborns are further reduced.

- People with HIV are leading positive prevention programs.

- A comprehensive HIV surveillance system provides timely information and reports that provinces and communities can use to anticipate new trends and guide targeted prevention programs.

TARGETS
By 2010:

- The number of new HIV infections each year in Canada drops by 40%.

- The number of new HIV infections each year among gay men drops by 40%.

---

[87] Stoltz L, Shap L. *HIV Testing and Pregnancy: Medical and Legal Parameters of the Policy Debate.* Ottawa. Health Canada. Available via www.aidslaw.ca/Maincontent/issues/testing.htm.

- The number of new HIV infections through IDU drops by 40%.

- The number of new infections among people from countries where HIV is endemic drops by 40%.

- The number of new infections among Aboriginal people drops by 40%.

- The number of new infections in women drops by 40%.

- The number of new HIV infections among youth drops by 40%.

- Rates of other sexually transmitted diseases in communities at risk will remain stable or decrease.

- One hundred percent of pregnant women in Canada are offered voluntary prenatal HIV testing with quality pre- and post-test counselling and respect for the principle of informed consent.

- The proportion of people living with HIV who report that they always practise safer sex increases significantly.

- The proportion of people who use injection drugs who never share needles increases significantly.

- Access to drug treatment, including methadone maintenance treatment, and to harm reduction measures such as needle exchange programs and safe injection sites increases significantly in all jurisdictions in Canada.

- Prisoners in all prison systems have access to the same prevention measures available to people in the general population.

- Canada increases its contribution to global efforts to develop microbicides and preventive HIV vaccines and implements comprehensive HIV vaccine and microbicide plans.

ACTIONS

3.1 Step up targeted, peer-led, age/gender/culture-appropriate prevention initiatives for people living with HIV.

3.2 Implement comprehensive prevention programs for gay and bisexual men that:

- are peer-planned and led

- acknowledge the strong HIV knowledge base within the gay community

- address the assumptions, risk assessments and trade-offs that affect men's decisions to practise safer sex

- address external and internal homophobia

- address the barriers/problems gay and bisexual men face in using condoms

- provide the education and support that highly vulnerable groups in the gay community (i.e., young gay men, men just coming out, older gay men, immigrant MSM, sex workers) need to protect themselves

- address the role that depression and substance use play in decisions to practise safer sex

- build support for people living with HIV within the gay community.

3.3 Implement comprehensive prevention/harm reduction programs that will address the social determinants of health of people who use injection drugs, people infected through IDU and their needle-sharing and sexual partners and that:

- meaningfully involve people who use injection drugs in planning and implementation

- provide effective peer-led outreach to people who use injection drugs

- expand access to existing harm reduction measures (e.g., needle exchanges, methadone programs)

- expand access to new/innovative harm reduction measures (e.g., safe injection sites, prescribed heroin, other drug substitution programs)

- ensure that people who use injection drugs receive appropriate pain management

- expand access to a full range of health and social services, including primary care, housing, food, income security, mental health services and long-term (i.e., 12-month) residential addiction treatment programs

- provide prevention programs specifically targeted to women who use injection drugs and to Aboriginal people who inject drugs.

3.4 Implement comprehensive, peer-led, culturally appropriate prevention/harm reduction programs that reflect the diversity in Aboriginal communities, address the complex health and social needs of Aboriginal people and communities and that:

- enlist the active support of Aboriginal leaders

- integrate HIV prevention into broader health and wellness programs, including employment and anti-violence programs

- address the high rates of substance use and depression and the lack of self-esteem in Aboriginal communities

- reinforce the Aboriginal view of the inter-relationships among body, mind and spirit

- focus on the unique needs of women and two-spirited men

- increase the number of Aboriginal health care providers and educators, and provide the necessary training

- reduce HIV stigma within the Aboriginal community, and build support for people who are infected.

3.5 Implement comprehensive, peer-led, culturally appropriate prevention/harm reduction programs that will address the complex health and social needs of people from countries where HIV is endemic and that:

- provide culturally appropriate prevention guidelines and information

- address the issues that contribute to the spread of HIV, including long-term discordant heterosexual partnerships; reproduction, testing, disclosure and partner notification issues; immigration issues; the impact of racism and other discrimination on this population's response to HIV/AIDS; their ability to access HIV information/services; and lack of employment and housing

- target women in these communities and their complex issues (e.g., gender inequality, violence, isolation, the physio-logical differences in HIV treatment)

- reduce HIV stigma in the community, which isolates people who are infected, and build support for those living with HIV.

3.6 Implement policies and programs designed to reduce the risk of HIV transmission in all correctional facilities in Canada, and give prisoners access to age-, gender- and culture-appropriate prevention, harm reduction and treatment tools and services, including:

- information and ongoing education

- peer education, counselling and support programs

- condoms, dental dams and water-based lubricants

- bleach for cleaning syringes

- clean needles and syringes

- tattooing equipment

- voluntary HIV testing

- methadone maintenance therapy, for both those on methadone when they enter the facility and those who want to begin treatment while incarcerated

- detoxification and addiction treatment services

- targeted programs for women and Aboriginal people.

3.7 Implement prevention initiatives that meet the needs of women and support other initiatives designed to enhance women's ability to reduce their risk (e.g., the development of microbicides, anti-violence programs, women's shelters, drug treatment programs for women).

3.8 Implement prevention initiatives targeted to sex workers.

3.9 Implement peer-led, age-appropriate prevention initiatives to meet the needs of at-risk youth.

3.10 Provide and promote voluntary HIV prenatal testing to women and their physicians/midwives, developing special programs to reach Aboriginal women, women from countries where HIV is endemic, and women who use injection drugs.

3.11 Implement PHA-led positive prevention programs designed to help people living with HIV manage the challenges of living with an infectious disease.

3.12 Develop plans to support the development of new prevention technologies, including vaccines and microbicides, and to make them available once they are developed.

Surveillance/research/monitoring

3.13 Identify standard, consistent data to be collected on HIV in all jurisdictions, and enhance the capacity of the existing HIV surveillance system to analyze data and provide timely information and reports to guide prevention programs.

3.14 Conduct targeted epidemiological surveillance studies designed to enhance understanding of the factors that contribute to the spread of HIV in affected communities.

3.15 Conduct research on effective prevention strategies for communities vulnerable to HIV, and use the findings to inform prevention programs.

3.16 Monitor the impact of antiretroviral therapy on children born to women with HIV.

3.17 Develop new prevention technologies beyond vaccines and microbicides.

 4. STRENGTHEN DIAGNOSIS, CARE, TREATMENT AND SUPPORT SERVICES

RATIONALE

Although the quality of HIV care and support in Canada is among the best in the developed world, there are still gaps and inconsistencies. Some people – particularly those in rural and remote areas, but also many in marginalized communities in urban centres[88] – still struggle to get the quality care and treatment they need. Strengthening diagnosis, care, treatment and support is directly linked with stepping up prevention efforts.

As the needs of people with HIV become more complex, services must adapt. The main challenges in HIV diagnosis, care, treatment and support in Canada in 2004 are:

- the significant number of people with HIV who are not diagnosed until they are in the later stages of HIV disease and therefore do not have access to appropriate treatment, while managing such complexities such as:

- demanding treatment regimens that are difficult for people with HIV to maintain

- the side effects associated with HAART, including cancer, lipodystrophy, heart disease, neurocognitive impairments, liver disease and kidney disease

- the increase in drug resistance that is associated with lack of adherence to HAART regimens

- transmission of drug-resistant virus

- the complex treatment needs of people who are co-infected with HIV and hepatitis C

- the complex treatment and support needs of people who have addiction or mental health problems

- the high rate of depression in people living with HIV

- the changing care needs associated with aging and HIV

- the unique treatment needs of women with HIV (e.g., managing drug treatments during menopause)

- funding and policy issues, including:

  - the time it takes to approve and license new drugs

  - barriers to having newly approved drugs listed on provincial/territorial formularies

  - lack of access to complementary therapies

- practical and psychosocial issues, including:

  - the need for more assistance with basic needs, such as income, housing, food and disability benefits

  - the lack of employment opportunities that can accommodate people with HIV

  - the challenge of living many years with an infectious, life-threatening illness

  - the impact of stigma and discrimination

  - dealing with relationships and disclosure and the need for effective prevention strategies for people with HIV

  - high rates of depression and the impact on people's health

  - the increase in AIDS-related deaths and the lack of palliative care services for people with HIV

---

88 See E Wood et al., supra, note 11

Increasing access to testing

People who are diagnosed early and offered appropriate treatment and support live longer in better health than those who are not diagnosed until late in the course of HIV disease. They are also better able to prevent the spread of HIV to others. When voluntary HIV testing is accompanied by pre- and post-test counselling – as it always should be – it is both an effective early intervention (i.e., a good way to link people who are infected with care) and an effective prevention strategy (i.e., it gives those who may be engaging in risky behaviours information and support for behaviour change).

All testing should continue to be undertaken only with pre- and post-test counselling and informed consent, and people should opt in rather than opt out of testing. Promoting access to voluntary testing to communities with high rates of HIV infection (i.e., gay men, people who use injection drugs, Aboriginal people and people from countries where HIV is endemic) is a cost-effective way to detect the virus early and link people with HIV to support, information and treatment that can prolong their lives.

Improving treatment effectiveness

After more than a decade of experience with HAART, clinicians and people living with HIV are identifying problems with treatment failures, drug resistance and side effects and the challenges of treating people who are co-infected with hepatitis C or who have concurrent disorders, such as mental health problems or addictions. Changing and complex care needs highlight the need to continue to develop: new, more effective treatments; strategies to overcome barriers to adherence and reduce drug resistance, such as simpler treatment regimens; vaccines; and a cure. Strategies also need to be developed to address the currently poorer treatment outcomes for women.

Improving access to treatment

Many Canadians with HIV – such as those in small, rural or remote communities, those in correctional facilities, new immigrants,

Aboriginal persons, women, poor people, people who use injection drugs and sex workers – continue to face inherent barriers to accessing treatment. Some barriers relate to geography and distance, some to culture and language, some to bureaucracy and regulation, others to stigma and discrimination. For example, people who use injection drugs are sometimes denied access to antiretroviral therapy on the assumption that they will not be able to adhere to complex treatment regimens; however, recent research indicates that, with appropriate education and support, people who inject drugs have the same adherence rates as other people with HIV.[89] Prisoners in Canadian provincial/territorial and federal prisons continue to have problems accessing treatment equivalent to that outside. In particular, there is evidence suggesting that a significant number of prisoners discontinue antiretroviral treatment while in prison.[90] Access to medical marijuana remains an issue for PHAs.

Strengthening support services

People with HIV are a highly diverse group, socio-economically and culturally. While some are working and managing their illness, a growing number are struggling to meet basic needs and to live a full life in the midst of a long-term, life-threatening illness. They need a wide range of culturally appropriate support services that can assist with practical as well as psychosocial needs – housing and food as well as social support and prevention strategies. Many of the services that people with HIV need are beyond the traditional mandate of care and support programs. To meet these needs, services must adapt.

Providing quality end-of-life care

With the advent of HAART in the 1990s, many of the buddy and hospice programs developed for people living with HIV in the 1980s have been closed down or reduced. With the number of people being diagnosed in late stages of the disease, the increase in drug resistance, more people failing on HAART, and the sometimes life-threatening side effects of treatment, more people are once again dying from HIV/AIDS and need access to compassionate hospice palliative care.

[89] Canadian AIDS Treatment Information Exchange. *Anti-HIV Agents: Teaching Adherence to Substance Users*. Treatment Update 127. May 23, 2002; Canadian HIV/AIDS Legal Network. *Injection Drug Use and HIV/AIDS. Legal and Ethical Issues, 1999.*

[90] Palepu A, Tyndall MW, Li K, Yip B, Hogg RS, O'Shaughnessy MV, Montaner J, Schechter M. *Access and sustainability of antiretroviral therapy among injection drug users in Vancouver.* Canadian Journal of Infectious Diseases 2001; Suppl B:32B; Altice FL, Mostashari F, Friedland GH. *Trust and acceptance of and adherence to antiretroviral therapy.* Journal of Acquired Immune Deficiency Syndromes 2001; 28(1): 47-58; Kerr T, Marshall A, Walsh J, Palepu A, Tyndall MW, Hogg RS, Montaner J, Wood E. *Determinants of highly active antiretroviral discontinuation among injection drug users.* Canadian Journal of Infectious Diseases 2004; 15 (Suppl A): 86A (abstract 458P).

DESIRED OUTCOMES

- All people in Canada with HIV have access to a full continuum of appropriate health services, from diagnosis to palliative care.

- All people in Canada with HIV live longer in better health.

- Treatments for HIV are more effective, with fewer side effects.

- All people in Canada have access to high-quality rehabilitation programs and services.

- All people in Canada with HIV have access to culturally appropriate support services and enjoy a better quality of life.

- All people in Canada with HIV have access to treatment information to make informed decisions about available treatments.

TARGETS
By 2010:

- Testing rates in communities at risk increase without compromising informed consent, counselling and confidentiality.

- The number of people with HIV diagnosed in late stages of the illness is reduced.

- Over 95% of people living with HIV report that they have appropriate, timely access to primary care and specialist services.

- Everyone living with HIV has urgent access to the appropriate antiretroviral therapy with additional support.

- The rate of adverse events associated with HAART in Canada is reduced.

- Clinical outcomes for people co-infected with HIV and hepatitis C improve.

- The average time it takes to approve a new drug or therapy in Canada drops significantly.

- All people living with HIV have access to pharmacare programs that cover the majority of their medication costs.

- The average life span of a person living with HIV diagnosed in his or her thirties is at least 60 years.

- People with HIV report fewer problems accessing affordable housing, food and other basic needs.

- All people living with HIV have access to end-of-life care that allows them to die with dignity, free of pain, surrounded by their loved ones in a setting of their choice.

ACTIONS

4.1 Identify the barriers to HIV testing in communities at risk and develop culture/gender-sensitive and age-appropriate strategies to promote voluntary confidential/anonymous HIV testing (including pre- and post-test counselling) in each community.

4.2 Take steps to improve the quality and effectiveness of HIV/AIDS therapies, including:

- speeding up the new drug review process to give people living with HIV/AIDS faster access to promising therapies

- ensuring that all people living with HIV/AIDS have access to clinical trials, regardless of where they live or are being treated

- implementing a national pharmacare program as recommended in the report of the Commission on the Future of Health Care in Canada[91]

- providing equitable access to microbicides and vaccines when and as they are developed

- developing and maintaining up-to-date national HIV treatment standards that will ensure greater consistency in HIV care

- promoting and funding rehabilitation programs and services for people living with HIV

- addressing side effects of treatment with rehabilitation programs and services.

4.3 Increase access to evidence-based complementary and alternative therapies by:

- funding research on complementary and alternative therapies in the treatment of HIV

- developing cost recovery models for people living with HIV for those treatments found to have positive impacts

---

[91] Commission on the Future of Health Care in Canada. Building on Values; The Future of Health Care in Canada. Health Canada. 2002.

- ensuring the safety of these products

- assessing any potential interactions with HIV therapies

- educating health care providers about the potential benefits of these therapies

- providing easy access to information on complementary and alternative therapies that are safe and effective.

4.4 Develop and implement treatment programs designed to advance/improve care for people co-infected with HIV and hepatitis C.

4.5 Develop comprehensive diagnosis, care, treatment and support programs that meet the unique needs of communities affected by HIV, including:

- ensuring that people who use injection drugs, other people in marginalized communities and prisoners have the same access to the best available HIV treatment and pain management as other people living with HIV/AIDS

- improving access to existing harm reduction measures for people living with HIV (e.g., needle exchanges, methadone programs)

- ensuring that people with HIV who inject drugs have the opportunity to maintain or begin medications (e.g., antiretroviral therapy, methadone) when incarcerated and when they make the transition back to the community

- improving services for people living with HIV who have mental health issues, including depression

- educating rehabilitation professionals on HIV and their role in diagnosis, care, treatment and support

- addressing the housing, income, employment and other social needs of people living with HIV

- addressing the psychosocial issues associated with a long-term, life-threatening illness

- ensuring people living with HIV have access to good end-of-life care, including home care, respite care, compassionate leave, pharmacare, access to non-prescribed therapies and access to hospice palliative care professionals 24 hours a day, 7 days a week.

Research and monitoring

4.6 Conduct post-marketing surveillance (i.e., monitor and assess the long-term impact [benefits and risks]) of approved drugs and their potential toxicities by:

- bringing together people with HIV, drug manufacturers, clinicians and regulators to establish a system for drug safety monitoring

- developing electronic networks to support the rapid exchange of drug safety and adverse event information

- requiring pharmaceutical companies to develop plans for post-marketing surveillance as part of drug development.

4.7 Conduct research into key urgent aspects of HIV diagnosis, care, treatment and support, including:

- strategies to ensure that all people with HIV are diagnosed and receive the best available treatment

- drug resistance and treatment strategies to reduce it

- factors that affect adherence and strategies to improve adherence

- new antiretroviral therapies and regimens

- effective treatments for people who are co-infected with HIV and hepatitis C

- complementary therapies

- organ damage

- child pediatrics

- prevalence of HIV-related impairments, activity limitations and participation restrictions

- the role of rehabilitation in improved health

- HIV vaccines and microbicides

- population-specific treatment needs (e.g., women, older people)

5. PROVIDE LEADERSHIP IN GLOBAL EFFORTS

RATIONALE

Large parts of the world are being overwhelmed by HIV/AIDS. As noted earlier, this disease has the potential to devastate emerging and established economies and destabilize governments, and the impact will be felt worldwide.

The countries most affected are those with the fewest resources. Over 95% of HIV infections are occurring in the developing world, where factors such as poverty, stigma, gender inequality and other forms of discrimination and disempowerment are driving the epidemic. The situation is complicated by the fact that the epidemic itself exacerbates poverty, costing already poor countries people and resources. In these countries, the high rates of death from AIDS-related causes are due largely to lack of access to antiretroviral therapy and other medicines, care and treatment, the costs of which are beyond the reach of many developing countries faced with high debt burdens.

Canada has always played an active role in international aid and development. We have a moral obligation to address the inequities that exist between developed and developing nations and to contribute our knowledge and expertise to fighting the global epidemic. As a State Party to the International Covenant on Economic, Social and Cultural Rights, Canada is obliged to "take steps, individually and through international assistance and cooperation, especially economic and technical, to the maximum of its available resources, with a view to achieving … the rights recognized in the present Covenant by all appropriate means …"

As part of its obligations, Canada has:

- endorsed the 10-year action plan in the UNGASS Declaration of Commitment on HIV/AIDS, through which countries agreed to work together to achieve significant targets in prevention, care, treatment and support; human rights; and research and development

In the United Nations General Assembly Special Session on HIV/AIDS (UNGASS) Declaration of Commitment on HIV/AIDS, 189 countries around the world agreed to work together to:

- secure more resources to fight HIV/AIDS

- ensure that a wide range of prevention programs are available in all countries

- ensure young people (ages 15 to 24) have access to information, education and services to reduce their vulnerability to HIV

- reduce the rate of infections in young people

- reduce the number of infants born with HIV

- strengthen anti-discrimination and human rights protections for people with HIV and vulnerable groups

- strengthen participatory programs to protect the health of those most affected by HIV

- empower women to reduce their vulnerability

- develop national strategies to strengthen health care systems and address access to HIV drugs

- endorsed the United Nations Millennium Development Goal to halt and begin to reverse the spread of HIV/AIDS by 2015

- supported the Global Fund to Fight AIDS, Tuberculosis and Malaria

- supported the WHO's and UNAIDS' 3 by 5 Initiative to help developing countries develop the systems to provide antiretroviral therapy to 3 million people with HIV/AIDS by the end of 2005

- supported global efforts to develop a preventive vaccine for HIV/AIDS, as well as microbicides

- implemented the World Trade Organization decision that permits countries to use compulsory licensing to produce and export less expensive generic drugs to countries in need

At the XV International AIDS Conference in Bangkok in 2004, UNAIDS estimated that US$12 billion would be needed by 2005 and US$20 billion by 2007 to fund effective prevention, care, treatment and support programs in low- and middle-income countries. In 2003, the resources available from private, national and international sources totalled only US$4.7 billion. Funding for HIV/AIDS programming must more than double over the next two years to meet the anticipated needs in developing countries. Canada's contribution to HIV/AIDS has not kept pace with the scope of the emergency.

The Global Fund is a cost-efficient and effective mechanism to make additional resources available to fund country-led projects addressing AIDS, tuberculosis and malaria. Canada's contribution of $US50 million per year is well below our fair share of the global cost to fight these diseases. As a high-income country, Canada should be contributing an equitable amount in proportion to our Gross National Product (GNP). According to the House of Commons Standing Committee on Foreign Affairs, the federal government should triple its contribution to the Global Fund.[92]

Since the mid-1980s, Canada's contribution to development assistance has fallen dramatically and now represents only 0.25% of our GNP. This falls far short of the agreed-upon target set over three decades ago and reiterated in the UNGASS Declaration of Commitment on HIV/AIDS of 0.7% of GNP; and it also falls short of Canada's commitment at the G8 Summit in Kananaskis, Alberta, in 2002 to increase its official development assistance by 8%. When Canada does increase its official development assistance for HIV/AIDS, this must be new funding as opposed to money shifted from other important development projects.

Over the past few years, Canada's aid programs have focussed on helping developing countries take the lead in setting their own priorities and in ensuring better coordination with other donors, closer working relationships with the private sector and greater coherence in policies that affect our developing country partners.

While most of the responsibility for our global efforts rests with the federal government, other organizations and individuals can and should play key roles. For example, a number of Canadian civil society organizations have come together to form the GTAG, share information and develop joint efforts to influence Canada's international contribution. At a 2003 summit (Global Health is a Human Right) sponsored by GTAG, a wide range of Canadian organizations came together to develop a common platform that proposes concrete actions organizations can advocate for on human rights; gender and health; public health systems; access to medicines; trade and investment; financial policies; research; and corporate social responsibility.[93]

At the individual level, Canadians are working in developing countries around the world, helping them increase their capacity to fight the epidemic, provide care, evaluate programs and monitor the spread of disease.

It is important to build links between our global and domestic responses. Canada's researchers, policy makers, community activists and others have much to contribute to – and much to learn from – international experience.

DESIRED OUTCOMES

- Canadians are aware of the seriousness of the global HIV/AIDS epidemic and support Canadian efforts to help.

- Canada is a recognized leader in global efforts to stop HIV/AIDS.

- Canada fulfils its international commitments and is more effectively engaged in the global response.

- Canada pursues a consistent, cohesive policy in all its international relationships, which reflects the social justice, human rights and gender equality values that drive this document.

TARGETS
By 2010:

- Over 90% of Canadians are aware of the global HIV/AIDS epidemic and its impact.

- Over 90% of Canadians believe that Canada should provide sustained, ongoing financial support to fight HIV/AIDS beyond our borders.

---

[92] House of Commons Standing Committee on Foreign Affairs. HIV/AIDS and the Humanitarian Catastrophe in Sub-Saharan Africa. Canada. 2003.

[93] Global Treatment Access Group. *Global Health is a Human Right! A Civil Society Common Platform for Action on HIV/AIDS and Global Health.* May 2003.

• Canada makes an equitable contribution
to the Global Fund to Fight HIV/AIDS,
Tuberculosis and Malaria, in proportion
to its share of the global economy, as
measured by GNP.

• Canada further increases its contribution
to the 3 by 5 Initiative to increase access to
antiretroviral treatments.

• Canada's contribution to development
assistance increases from 0.25% to 0.7%
of GNP.

• Official development assistance for
HIV/AIDS is increased significantly and
represents new funding, rather than being
taken from existing development budgets
and projects.

• All new and renewed international trade
and investment agreements support HIV
prevention, care and treatment.

• The Government of Canada has developed
a single, cohesive strategy/plan to respond
to the global epidemic.

• Canada makes a strategic and relevant
contribution to global HIV/AIDS policy,
within both multilateral fora and bilateral
dialogues.

• Canada makes an increased, strategic
contribution to support global efforts to
eliminate HIV/AIDS-related discrimination
and to respect, protect and fulfil human
rights in the context of HIV/AIDS.

• Canada is at the forefront of global efforts
to promote gender equality and sexual and
reproductive health rights.

• Canada makes an increased, strategic
contribution to global research efforts to
develop treatments, technologies, vaccines,
microbicides and prevention strategies.

• Canada increases its research capacity to
undertake culturally appropriate research
to strengthen prevention and care in
developing countries.

ACTIONS
Awareness

5.1 Increase and maintain public awareness
of the global HIV epidemic and Canada's
responsibility to respond by developing a
long-term communications strategy that:

• communicates tested and consistent
messages about the global epidemic

• makes more effective use of World AIDS
Day activities to draw attention to the
global epidemic

• uses mass media campaigns and press
releases to sustain public interest
throughout the year

• engages high-profile Canadians to
champion global efforts

• engages local, provincial, territorial and
national leaders/spokespeople, including
youth leaders, union representatives and
representatives of faith-based organizations,
and ensures that they have the support/
resources to fulfil their role

• actively promotes the XVI International
AIDS Conference in Toronto in 2006.

International commitments

5.2 Fulfil Canada's international
commitments by:

• making an equitable contribution to the
Global Fund to Fight AIDS, Tuberculosis
and Malaria in proportion to our share of
the global economy, as measured by GNP

• working toward an official development
assistance target of 0.7% of GNP as soon
as possible

• further increasing our contribution to
the 3 by 5 Initiative to increase access
to antiretroviral treatments

• involving the private sector and civil
society more broadly in the global response

• supporting, strengthening and empowering
organizations/networks working in
developing countries to address the
HIV epidemic

- reporting on our international commitments.

5.3 Establish coherent, consistent policies among federal departments and agencies – including but not limited to Health Canada, Foreign Affairs Canada, International Trade Canada, Industry Canada, Citizenship and Immigration Canada, Justice Canada, National Defence, Correctional Service Canada, Canadian Institutes of Health Research, Canadian International Development Agency and the Public Health Agency of Canada – that reflect the social justice values of *Leading Together*, and develop a single Government of Canada plan to respond to the global epidemic.

5.4 Make strategic use of Canadian expertise in global efforts to respond to the epidemic, guided by the priorities of the countries we are trying to help.

5.5 Support efforts to ensure the sustainability of the global response to HIV/AIDS.

Human rights

5.6 Integrate human rights, including the right to the highest attainable standard of physical and mental health and the human rights of women, into Canada's international relationships by:

- strengthening and enforcing human rights agreements

- supporting the work of the UN Special Rapporteur on the right to health and the follow-up work stemming from it, along with other mechanisms that contribute to realizing the right to health, the International Labour Organization standards on workers and health, and the International Guidelines on HIV/AIDS and Human Rights, and other international guidelines on health and human rights

- supporting global efforts to eliminate HIV/AIDS-related discrimination and to respect, protect and fulfil the human rights of people living with HIV/AIDS and of individuals and groups vulnerable to discrimination and marginalization

- supporting global efforts to reduce gender-based discrimination and promote gender equality

- supporting efforts to promote and protect sexual and reproductive health and rights and to effectively integrate such efforts with HIV/AIDS

- supporting HIV prevention options that can be controlled by women (e.g., microbicides)

- considering implications for access to HIV prevention, care and treatment when renewing existing and/or developing new trade and investment agreements

- complying with international guidelines for conducting health research

- ensuring that Canadian companies and organizations operating abroad have policies on HIV/AIDS in the workplace that meet or exceed the standard of the International Labour Organization.

Research and expertise

5.7 Participate in global research efforts to develop HIV/AIDS treatments, technologies, vaccines, microbicides and prevention strategies and to identify effective ways to provide care within existing health systems.

6. ENHANCE THE FRONT-LINE CAPACITY TO ACT EARLY AND STAY THE COURSE

RATIONALE

Leading Together is an ambitious plan. To meet our targets and achieve our goals, Canada must have the people, knowledge, skills, resources and structures to raise awareness; address the social factors driving the epidemic; step up prevention efforts; strengthen diagnosis, care, treatment and support; and provide global leadership. We must have the front-line capacity to act early – to respond quickly to urgent needs and to stay the course – in order to develop long-term sustainable programs that will stop the epidemic.

Canada already has an extensive network of dedicated people and organizations involved in advocacy, policy development, prevention, care, treatment, support and research. Over the next five years, we will be strategic in our efforts to enhance these front-line services. Our

goal is to build and support a service system that can respond quickly to the changing and emerging needs of people living with HIV/AIDS and communities at risk, at home and globally. We must continually reassess our programs and structures to ensure that they are meeting needs and making effective use of knowledge and skills. For example, are the needs of people living with HIV/AIDS best met by HIV-specific programs or by more integrated programs that address a range of needs, such as HIV and hepatitis C or HIV and substance abuse problems? Are there more effective ways to plan and fund community-based programs? Are there better models for developing, sharing and integrating knowledge, coordinating services and responding to emerging issues?

INNOVATIVE FUNDING MODELS SUPPORT FRONT-LINE SERVICES

In Alberta, governments that fund community-based AIDS services have come together to develop the Alberta Community HIV Fund (ACHF). A collaborative initiative of the Alberta Community Council on HIV (local government), Alberta Health and Wellness (provincial government) and the Public Health Agency of Canada (federal government), the ACHF works with PHAs and the HIV community to identify the programs they need and gives community organizations one-window access to a total of $3,012,687 in funding each year.

The ACHF has simplified the process agencies must go through to apply for funding. It also provides longer-term (three-year) operational funding for programs and staff. This funding model demonstrates the governments' shared long-term commitment to help HIV prevention, care and support "stay the course." Organizations can also apply to ACHF for time-limited funding to help them "act early" to address unmet and emerging needs and priorities. In 2004-2005, 16 AIDS service organizations received three-year operational funding.

In larger communities that have a significant population of people who inject drugs, for example, HIV-related services for people who inject drugs may be more effective when integrated with other harm reduction and treatment services, including outreach services,

needle and syringe exchange programs, methadone maintenance therapy, addiction treatment services, hepatitis C treatment, case management, primary care and housing services. There is also a growing trend toward providing medical services for populations affected by HIV (e.g., gay men, Aboriginal people, people from countries where HIV is endemic) in a setting that can also provide cultural support, client advocacy, counselling, prevention and social support services (i.e., one-stop shopping for clients), particularly in larger centres that have a critical mass of people in a given population or community affected by HIV.

We must also provide the support and knowledge that front-line organizations need to strengthen their services, develop innovative models of care and support and develop linkages that will help meet the needs of people with HIV and communities at risk. This document focuses primarily on the following front-line services: peer-led initiatives, community-based AIDS organizations, health professionals, researchers and non-HIV-specific front-line services.

Peer-led initiatives

From the beginning of the epidemic, people living with and vulnerable to HIV have played a vital role in establishing community-based programs and services, shaping provincial, territorial and federal policies and advocating for research and treatments. The International Guidelines on HIV and Human Rights established by UNAIDS and the Office of the United Nations High Commissioner for Human Rights ask all countries to "ensure through political and financial support that community consultation occurs in all phases of HIV/AIDS policy, design, program implementation and evaluation." This guideline is consistent with the federal government's policy on citizen engagement. It is also consistent with many provincial, territorial and local policies and practices.

While gay men have a long history of organizing to provide both social support and political leadership, the same is not true of all other communities at risk of HIV – although some recent efforts by drugs users to organize and advocate for harm reduction measures, such as needle exchange programs and a safe

injection site, have been very successful (a number of studies show that peer-led or assisted interventions are more effective than health care provider interventions in populations of people who inject drugs).[94]

More must be done to give people living with HIV/AIDS a strong voice in the programs and services that affect their lives. At the same time, the system must be careful not to expect more of people living with HIV/AIDS than it does of people with other life-threatening illnesses. It must also provide accommodations that take into account HIV-related disability and the side effects of medications.

Community-based AIDS organizations

"Non-governmental organizations are often thought to be more flexible and responsive to changing conditions, and thus more able to act quickly. Yet governments routinely impose on these agencies the same requirements, and sometimes methods, that make their own line operations less effective. More troubling is that government sometimes imposes accountability standards that it will not apply to itself. The result is often a non-government agency that is less effective than it could be. ...

If we believe that a non-governmental agency ... offers substantial advantage over direct government operations, we must resist the tendency to impose restrictions that remove that advantage." [95]

Since the first days of the epidemic, community-based AIDS organizations have been leaders in advocacy, policy development, community development, empowerment and service. They play a key role in our collective response to HIV. Over the past 20 years, most organizations have seen the number of people they serve increase significantly – thanks to HAART, more people are living longer with HIV in Canada than ever before – and their needs become more complex. However, funding has not kept pace; most organizations now operate with fewer resources than they had in the early 1990s. As a result, community-based AIDS organizations face a number of urgent pressures, including:

- **the need to work with other services and agencies,** such as mental health services, addiction treatment and harm reduction services, housing programs, income programs, food banks, legal services and others, to help clients meet their basic needs and address social justice and human rights issues.

- **greater dependence on short-term project funding and fund-raised dollars,** which limits the ability of organizations to provide long-term, sustainable services. For example, community-based AIDS organizations in Ontario report that about 55% of their funding is now from sources that are not stable or secure.[96] The situation is compounded by the lack of funding for other health and social services required by people with HIV/AIDS and communities at risk, such as social assistance, mental health services, addiction treatment, methadone services and vocational counselling. According to a recent report from the Canadian Council on Social Development[97], "[t]he capacity of the nonprofit and voluntary sector to fulfil its important role in Canadian society is being undermined and eroded by new funding strategies," including a marked shift away from a core funding model, an unwillingness to fund administrative costs, shorter and more unpredictable funding periods and increased reporting requirements. As a result of the change in funding, "much organizational time is now devoted to chasing short-term sources of funding, often at the expense of the organizations' mission and core activities." Most HIV organizations have seen a drop in fund-raised dollars due to donor fatigue and more competition.

- **cutbacks in services.** In a survey of AIDS service organizations in Ontario, at least 50% reported that they have either cut back or eliminated some services, including prevention programming, education programming, "buddy" programs, employment services, transportation services, food banks and financial support/services. A significant proportion (25% to 50%) also reported cutbacks in counselling programs,

---

[94] Grund JP, Blanken P, Adriaans NF, Kaplan CD, Barendregt C, Meeuwsen M. *Reaching the unreached: targeting hidden IDU populations with clean needles via known user groups.* J Psychoactive Drugs. vol 24 no 1 Pp.41-7. 1992.

[95] Skirrow J. *Lessons from Krever? A Personal Perspective.* Canadian HIV/AIDS Policy & Law Newsletter 1999; Vol. 4, No 2/3. Available via www.aidslaw.ca.

[96] Ontario AIDS Network. *Stemming the Tide: The Case for More Investment in Community-based HIV/AIDS Prevention and Support Services.* January 2004.

[97] Scott K. *Funding Matters: The Impact of Canada's New Funding Regime on Nonprofit and Voluntary Organizations. Summary Report.* Canadian Council on Social Development in collaboration with the Coalition of National Voluntary Organizations. 2003.

community development, community awareness, community outreach, special events, the production/provision of safer sex materials and other resources, and emergency services. All organizations reported that they are no longer able to adequately meet client needs in any of their key roles.[98]

- **high levels of staff burnout and turnover,** due to low salary levels compared to other health and social service agencies, limited opportunities for advancement, increasingly complex client needs, the uncertainty associated with working on short-term contracts, lack of benefits and organizational instability. High staff turnover rates result in lack of continuity of care, lower-quality services, higher recruitment and training costs, and fewer resources for front-line services.

- **problems recruiting volunteers,** due in part to competition with other health and social service organizations for a diminishing pool of volunteers, as well as the public perception that HIV is not as important an issue as it once was. Some organizations are also having difficulty matching volunteers to tasks for clients who have increasing and ongoing needs.

- **an increase in administrative workloads** to account to funders for the effective use of funds.

- **less ability to advocate** for clients and for systemic change because of the challenges in developing advocacy skills, the lack of funding for advocacy efforts, and concern that funders may not renew short-term funding if organizations advocate.

- **the need for faster access to information, research findings and skills** that can be used to enhance programs and services.

To enhance our HIV prevention and support programs, these issues must be addressed.

Health professionals

Canada has a shortage of health professionals willing to work with people with HIV. Most HIV care is provided by a small number of infectious disease specialists and some primary care physicians, many of whom are located in large urban centres. We also lack health professionals who can provide culturally appropriate and linguistically accessible services for some communities, such as Aboriginal people or people from countries where HIV is endemic.

The lack of health professionals in this field is exacerbated by the overall shortage of physicians and nurses (Romanow 2002) and by the fact that a significant proportion of those who have been providing care since the beginning of the epidemic are now nearing retirement age.

Because of the complexity of HIV care, it is difficult for professionals who see only a small number of clients to remain current. This situation is particularly troublesome for professionals working in smaller communities, where they do not have easy access to specialists who can provide information and advice.

To enhance our front-line capacity to provide HIV care and treatment, we must address the issues that keep health professionals from this field, including:

- discomfort working with the marginalized populations most affected by HIV

- lack of education in HIV care

- lack of confidence in their ability to manage the complex care that people with HIV/AIDS need

- lack of access to expert advice and support

- reimbursement systems that do not acknowledge the time required to provide complex HIV care

Researchers

As part of the UNGASS Declaration of Commitment on HIV/AIDS, Canada agreed to:

- increase and accelerate research on HIV vaccines and increase research to improve prevention, care, treatment, women-controlled methods of prevention, microbicides and the means to prevent mother-to-child transmission

---

[98] Ontario AIDS Network. *Stemming the Tide: The Case for More Investment in Community-based HIV/AIDS Prevention and Support Services.* January 2004.

- develop approaches to monitoring treatment efficacy, toxicity, side effects, drug interactions, resistance and the impact of treatment on HIV transmission and risky behaviour
- strengthen the process of cooperation and transferring research findings and best practices to those who can use them

Over the past 20 years, Canada has developed a group of highly skilled researchers who have made major contributions to global efforts to understand and stop HIV with a relatively small research investment. Canadian research contributions include the discovery of 3TC; the creation of the Canadian HIV Trials Network and its work, including establishing the efficacy of protease inhibitors in antiretroviral combinations; the generation of knowledge of HIV immunology among sex workers in Africa; major work on drug resistance; contributions to international vaccine research; studies to identify the behavioural factors that contribute to the spread of HIV in different populations; and research on harm reduction initiatives for people who use injection drugs. Canadian researchers are actively involved in basic, clinical, epidemiological and psychosocial/ behavioural research in HIV, and in surveillance, monitoring and evaluation. Canada has also established a strong foundation in community-based research, which directly involves people living with HIV and community-based organizations in identifying research questions, conducting research and using research findings to improve services. Through the Canadian Association for HIV Research, Canadian HIV researchers work together to organize and coordinate their research efforts.

To enhance our research capacity, we must address a number of challenges, including:

- **Canada's role in global research efforts.** As only one partner in international HIV research efforts, Canada must identify specific roles that will make the best use of our research skills/resources and avoid duplication.

- **the urgent need to attract new researchers to HIV**. Canada must continue to develop, mentor and support HIV researchers.

- **the need for support for community-based research.** This field is in its infancy and needs time and resources to achieve its potential.

- **the lack of funding for HIV research.** Currently, Canada lags behind many other countries in its spending on HIV-related research. For example, while Canada spends about $1.3 million annually on vaccine research, the United States allocates US$400 million (approximately C$485 million) and France €8 million (approximately C$12.7 million).[99, 100]

- **the gap between research and practice.** Research findings must be used more effectively to improve programs and services.

- **the pressing need to develop safer, more effective treatments,** and the challenge posed by the collision of two major epidemics: HIV and hepatitis C (see section 4).

- **sustainability challenges.** Researchers burn out or otherwise leave the field. More support and security is needed for this demanding work.

Other agencies that share responsibility for serving people with HIV

The front line is not limited to HIV-specific services. People living with HIV/AIDS and communities at risk use many other health and social services, including mental health services, addiction and harm reduction services, housing programs, food banks, shelters, women's programs, youth services, settlement services, legal services, home care services, palliative care programs, rehabilitation programs and services and others. To enhance the ability of these agencies to share responsibility for meeting the needs of people living with HIV/AIDS and communities at risk, and to create a true system of services, we must address the following issues:

---

[99] Standing Committee on Health, Strengthening the Canadian Strategy on HIV/AIDS. Canada. 2003.

[100] Canadian dollar amounts estimated as of January 2005.

- the need for non-HIV-specific agencies to have better information about HIV and the needs of individuals and communities affected

- any discomfort these agencies may feel in working with people and communities affected by HIV

- the need for these agencies to receive appropriate levels of funding to fulfil shared roles

DESIRED OUTCOMES

- All organizations and individuals serving people with HIV/AIDS and communities at risk have the skills, knowledge, resources and capacity to respond to changing and emerging needs.

- People living with HIV/AIDS and communities at risk have a stronger voice in the programs and services that affect their lives and are leaders in Canada's response to HIV/AIDS.

- Community-based AIDS organizations are leaders in developing innovative models of service that address the root causes of HIV infection and other illnesses, in identifying PHA needs from diagnosis to end of life and in developing services to meet those needs.

- The capacity of community-based AIDS organizations to address social justice and human rights issues and to undertake both individual and systemic advocacy has increased significantly.

- Canada has an adequate number of health professionals who are knowledgeable about HIV and willing to provide care.

- Canadian researchers continue to make significant and measurable contributions to the world's knowledge of HIV and to efforts to treat and stop the disease.

- Other agencies that provide services for people with HIV/AIDS and communities at risk have the knowledge and skills to be part of an effective service system.

TARGETS
By 2010:

Peer-led initiatives

- Effective, adequately resourced peer-led organizations are in place locally, provincially/territorially and nationally.

- All organizations funded to provide HIV-related services have policies to ensure the meaningful participation of people with HIV/AIDS and communities at risk.

- People living with HIV/AIDS are represented on all groups that advise governments and non-governmental organizations and that plan and deliver HIV programs and services.

- People living with HIV/AIDS and members of communities at risk play a lead role in designing and delivering their services.

Community-based AIDS organizations

- Community-based AIDS organizations have the knowledge, skills, resources and capacity to respond to the complex health and social needs of people living with HIV/AIDS and of communities at risk.

- Community-based AIDS organizations are leaders in addressing social justice and legal, ethical and human rights issues and in developing working relationships with other health and social services that reflect their shared responsibility for the health and well-being of people living with HIV/AIDS and of populations at risk.

- Community-based AIDS organizations are able to attract and retain highly skilled and highly motivated staff.

- Community-based AIDS organizations and peer-led organizations across Canada have the resources they need to advocate on behalf of individuals and for systemic changes that will benefit populations at risk.

Health professionals

- The number of health professionals providing care for people with HIV/AIDS increases.

- The proportion of health professionals who receive education about HIV as part of their initial and continuing training increases.

- Primary care providers have easy access to support and advice from specialists.

Researchers

- Canada has a comprehensive, targeted HIV research plan.

- New researchers are attracted to, and remain in, the field and make measurable contributions.

- Canada increases its contribution to global efforts to improve HIV/AIDS treatments and develop microbicides and HIV vaccines.

- Research findings have a direct and measurable impact on practice.

- Canada provides a dynamic and supportive environment for HIV researchers across all disciplines.

Other service providers

- Staff working in other agencies report greater understanding of the issues facing people living with HIV/AIDS and populations at risk.

- Staff working in other agencies report greater comfort and confidence in providing services to people living with HIV and populations at risk.

- People living with HIV report greater satisfaction with the services they receive from other agencies.

ACTIONS

General

6.1 Develop funding models that will enhance the front-line capacity to act early and stay the course by decreasing reliance on short-term project funding and enabling longer-term planning and action.

6.2 Involve people with HIV/AIDS and communities at risk in identifying priorities, planning and delivering of all HIV programs and services (e.g., diagnosis, care, treatment, support, research) and in advising governments and other decision makers.

6.3 Provide both volunteer and employment opportunities for people living with HIV and members of populations at risk.

Peer-led initiatives

6.4 Provide support to self-governing organizations and advocacy groups for people living with HIV/AIDS across Canada.

6.5 Provide support to self-governing organizations and advocacy groups for communities at risk.

6.6 Provide capacity-building programs to help people living with HIV/AIDS and communities at risk develop the skills to play a lead role in planning, delivering and evaluating HIV-related research and services.

Community-based AIDS organizations

6.7 Increase the capacity of community-based AIDS organizations and peer-led organizations to address social justice and human rights issues and to advocate for individuals and communities.

6.8 Develop effective working relationships among AIDS organizations and other agencies that share responsibility for serving people with HIV/AIDS and populations at risk.

6.9 Implement and evaluate innovative organizational models that have the potential to meet the complex health and social needs of communities at risk and people living with HIV/AIDS from diagnosis to end of life.

6.10 Implement strategies to attract, train and retain skilled staff and volunteers.

Health professionals

6.11 Ensure that all health and social service professionals receive some education about HIV and its management during their training and have access to continuing education in HIV treatment.

6.12 Develop education, support, mentorship and other programs to overcome the barriers to attracting and retaining the appropriate number/mix of health professionals in HIV diagnosis, care, treatment and support.

6.13 Explore the potential to use technology to link primary care providers, particularly those in small communities, with infectious disease specialists.

6.14 Develop shared-care models that will explore the potential for a team approach (e.g., nurse practitioners, primary care physicians, specialists, physiotherapists, occupational therapists, speech/language pathologists, vocational counsellors, counsellors, nutritionists, community-based services) to meet complex client needs and reduce the pressure on sole practitioners.

Research

6.15 Develop an HIV research action plan for Canada that will:

- identify Canada's strategic research priorities to 2010, based on the needs of people living with HIV/AIDS and communities at risk

- define, based on our comparative research strengths, how we will fulfil our UNGASS commitments and strategically increase Canada's contribution to international research efforts to develop new treatments, HIV vaccines and microbicides

- encourage collaboration among researchers to achieve common goals

- identify strategies to attract and mentor young researchers

- identify strategies to ensure that research findings are shared and that new knowledge is incorporated into practice

- enhance our capacity to evaluate interventions in terms of their effectiveness in increasing the health and well-being of people living with HIV or in stemming the epidemic

- provide funding at levels that will optimize output

- maintain researchers in Canada and working in the field.

Other agencies

6.16 Provide the education and support non-HIV-specific agencies/service providers need to fulfil their role.

6.17 Develop models of care that make effective use of the knowledge, skills and resources of other agencies/service providers.

"For there to be any hope of success in the fight against HIV/AIDS, the world must join together in a great global alliance."

Kofi Annan, Declaration of Commitment
on HIV/AIDS, UNGASS, June 2001

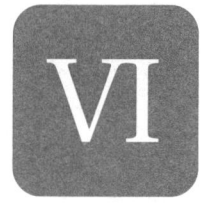

VI   conclusion

In June 2001, the United Nations challenged all countries around the world to work together to fight HIV. Canada is one of over 100 countries who adopted the UNGASS Declaration of Commitment on HIV/AIDS. As part of that commitment, we promised to strengthen our HIV programs at home and to contribute to worldwide efforts to combat HIV.

Leading Together is a key step in fulfilling that promise. It describes a bold vision of where we want to be as a nation in the fight against HIV for the next five years. It sets out a hopeful, comprehensive approach to HIV, one that focuses on the underlying health and social issues that put people at risk of HIV and other health problems. It challenges all those in Canada involved in HIV to work together to develop a more effective, coordinated response that will stop the virus and save lives.

Leading together, we can make the third decade of HIV/AIDS the last decade.